一般社団法人日本高次脳機能障害学会
教育・研修委員会 編

行為と動作の障害

Apraxia and Related Action Disorders

株式会社 新興医学出版社

Apraxia and Related Action Disorders

Committee on education and training

Japan Society for Higher Brain Dysfunction

© First edition, 2019 published by

SHINKOH IGAKU SHUPPAN CO., LTD TOKYO.

Printed & bound in Japan

● 企画・編集

一般社団法人日本高次脳機能障害学会　教育・研修委員会

● 執筆者一覧 （執筆順，＊：編集代表）

近藤　正樹　　京都府立医科大学大学院 神経内科学

仁木　千晴　　東京女子医科大学 先端生命医科学研究所

村田　　哲　　近畿大学 医学部 生理学教室

望月　　圭　　近畿大学 医学部 生理学教室

福井　俊哉　　医療法人花咲会 かわさき記念病院 院長

前島伸一郎　　金城大学 学長

大沢　愛子　　国立長寿医療研究センター リハビリテーション科

＊中川　賀嗣　　北海道医療大学 リハビリテーション科学部 言語聴覚療法学科

森　　悦朗　　大阪大学大学院 連合小児発達学研究科 行動神経学・神経精神
医学寄附講座
東北大学 名誉教授

大槻　美佳　　北海道大学大学院 保健科学研究院

種村　留美　　神戸大学 生命・医学系保健学域 リハビリテーション科学領域
運動機能障害学分野

はじめに

北海道医療大学 リハビリテーション科学部 言語聴覚療法学科　中川賀嗣

　ヒトには利き手があり，また道具を使うことができる。こうした特性を持つヒトの大脳損傷例での行為・動作の障害に関する神経心理学的研究は，Liepmannの時代以来，多くの仮説が出され，模索し続けられてきた。その歴史は，すでに100年を超えている。この100年の間には，電気生理学的技術や形態・機能画像技術は進歩し，神経心理学的検討をサポートするような多くの情報が得られるようになった。また神経心理学的手法以外の戦略を用いた研究も多くみられるようになった。そうした状況の中で，第41回日本高次脳機能障害学会学術総会サテライト・セミナーが，「行為と動作の障害」と題して2017年12月に大宮で開催された。本著はこのサテライト・セミナーの内容に，さらにいくつかの項目が追加され作成された。実践的な評価法から，行為・動作障害の研究の歴史的変遷や，今日の考え方まで，可能な限り網羅されるよう意匠されている。行為・動作障害の評価，研究の際に最も頼りになる一冊になればと思う。

　さて，本著は3章からなる。第Ⅰ章には患者に対峙する前に知っておくべき，総論的な基礎知識が示されている。第1項では，神経心理学における行為・動作障害の研究の中での諸家のみかたや考え方について近藤正樹先生に概説していただいた。そこでは，Liepmannだけにとどまらず，主要な仮説や考え方が説明されている。第2項では，古典的失行論で観念失行の標的動作とされていた「系列行為」の障害が，今日どのように捉えられているのかについて仁木千晴先生に概説していただいた。そこでは症例が提示され，わかりやすく説明されている。第3項では，行為・動作の神経生理学的基盤について，村田哲先生と望月圭先生に概説していただいた。サルでの知見のみならず，それらの知見とヒトでみられる症状との関連の可能性など幅広く話題を提供していただいた。第4項では，複雑な行為・動作障害を評価するために必要な神経学的な症状の診かたについて福井俊哉先生に概説していただいた。膨大な知見から，是非おさえておくべき事柄をピックアップし，わかりやすくまとめていただいた。

第Ⅱ章には具体的な行為・動作の障害が失行に限定されることなく示されている。いくつかの項目は，内容に重複があるが，それは異なる視点から類似した症候を記載するためであり，そうすることで内容に抜け落ちが少なくなるよう意図したためである。具体的には行為・動作障害には3つの異なるタイプがあるとみなしうる。1つは「感覚情報の統合不全による運動障害」であり，視覚性運動失調や拙劣症，構成障害や着衣動作の障害について，前島伸一郎先生と大沢愛子先生に概説していただいた。2つ目に「行為・動作そのものの実現機構の障害」として，パントマイムの失行や使用の失行を，筆者が概説した。3つ目は「前頭葉や脳梁の損傷による動作の障害」であり，これらの障害全体について森悦朗先生に概説していただいた。そこでは前頭葉や脳梁の損傷に由来する各障害の関係や違いが指摘されている。そして一部に前頭葉や脳梁の損傷による症状を含む「alien hand syndrome（sign）」の存在意義について筆者が概説した。最後に前頭葉や脳梁の損傷にこだわらず，かつ前頭葉や脳梁とも深く関係する「運動無視と間欠性運動開始困難」について，大槻美佳先生と筆者が概説した。「間欠性運動開始困難」は本著の執筆者のひとりである福井俊哉先生が，発見し命名した症候である。

第Ⅲ章では失行症のリハビリテーションについて，種村留美先生に概説していただいた。そこでは理論的背景を紹介しながら複数の症例が提示され，わかりやすいものとなっている。いずれの項も執筆してくださった先生の熱意が伝わってくるものである。

行為・動作障害に関してのまとまった書籍としては，本邦ではこれまでに，秋元波留夫先生の『失行症』（東京大学出版会，1976年）があり，その後，河村満先生，山鳥重先生，田邉敬貴先生の鼎談形式の共著書『失行』（医学書院，2008年）が出版されている。行為・動作の障害は，難解であるためか，神経心理学の中でも，あまり注目されてこなかったことが窺われる。こうした状況で出版される本著は貴重なものであり，今後本邦での行為・動作障害の研究が盛んになることを期待したい。

目　次

■はじめに ⋯⋯⋯⋯⋯⋯⋯⋯⋯⋯⋯⋯⋯⋯⋯⋯⋯⋯⋯⋯⋯⋯⋯ 中川　賀嗣　v

第Ⅰ章　行為と動作障害の基礎知識

1. 行為・動作障害のみかたの変遷 ⋯⋯⋯⋯⋯⋯⋯⋯⋯⋯ 近藤　正樹　3
2. 系列行為障害症候群の考えかた ⋯⋯⋯⋯⋯⋯⋯⋯⋯⋯ 仁木　千晴　21
3. 行為・動作の神経生理学基盤 ⋯⋯⋯⋯⋯⋯ 村田　哲、望月　圭　35
4. 行為・動作障害の基盤となる神経機能の診かた ⋯⋯⋯ 福井　俊哉　53

第Ⅱ章　行為と動作障害の症候学

1. 感覚情報の統合不全による運動障害 ⋯⋯⋯ 前島伸一郎、大沢　愛子　71
2. パントマイムの失行，使用の失行（観念運動失行，観念失行）
   ⋯⋯⋯⋯⋯⋯⋯⋯⋯⋯⋯⋯⋯⋯⋯⋯⋯⋯⋯⋯⋯⋯⋯ 中川　賀嗣　87
3. 前頭葉や脳梁の損傷による動作の障害：
   道具の強迫的使用と拮抗失行を中心に ⋯⋯⋯⋯⋯⋯ 森　悦朗　113
4. Alien hand syndrome (sign) ⋯⋯⋯⋯⋯⋯⋯⋯⋯⋯⋯ 中川　賀嗣　129
5. 運動無視と間欠性運動開始困難 ⋯⋯⋯⋯ 大槻　美佳、中川　賀嗣　145

第Ⅲ章　行為と動作障害のリハビリテーション

行為・動作障害の回復とリハビリテーション ⋯⋯⋯⋯⋯ 種村　留美　167

■索引 ⋯⋯⋯⋯⋯⋯⋯⋯⋯⋯⋯⋯⋯⋯⋯⋯⋯⋯⋯⋯⋯⋯⋯⋯⋯⋯⋯⋯ 185

第Ⅰ章
行為と動作障害の基礎知識

1. 行為・動作障害のみかたの変遷

2. 系列行為障害症候群の考えかた

3. 行為・動作の神経生理学基盤

4. 行為・動作障害の基盤となる
   神経機能の診かた

第 I 章　行為と動作障害の基礎知識

行為・動作障害のみかたの変遷

京都府立医科大学大学院神経内科学　近藤　正樹

> **臨床に役立つ　ワンポイント・アドバイス**
> One-point Advice
>
> 　失行理論の最初の提唱者はLiepmannである。Liepmann以前にも，「麻痺がないのに動作ができない」状態を説明するために運動の前段階に関する概念が考え出され，運動麻痺の前段階の障害として失象徴や精神麻痺といった考えが提案されていた。Liepmannは1900〜1920年の一連の報告によって，最初に包括的，統一的な失行の概念，分類をまとめ，モデルを構築した。「他の要因がないにもかかわらず，特定の目的を持った動作ができない」状態として失行を定義し，観念性失行，観念運動性失行，肢節運動失行に分類して脳病巣との関連性を述べた。
> 　その後，Liepmannの考えの継承者や反対者が続き，臨床例の考察に適合するように彼の理論をアレンジし，各々の考えを主張してきた。しかし，彼の影響は今日まで残っており，新たな行為・動作システムを構築していくにしても，Liepmannの理論とアレンジの変遷を理解する必要がある。

はじめに

　なぜ，麻痺がないのに動作ができないのか。「失行」の概念はこの疑問に対する説明から生まれてきた。本稿は行為・動作障害の中核をなす失行を中心に述べていく。前半は行為・動作障害のみかたの変遷に，後半は行為・動作システムの考え方に焦点を当てて研究の流れをたどっていく。理解の助けとして大東が以前にまとめた失行研究の系譜[1]を図1に示した。この図の研究者の名前を道標として

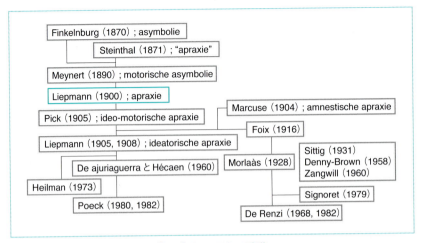

【図1】失行研究の系譜
(大東祥孝：観念失行をめぐって．失語症研究, 6：965-971, 1986 より引用して改変)

確認しながら，以下の文章を追っていただきたい．

I. 失行研究黎明期の時代背景

　失行研究黎明期は，脳研究では大脳局在論，連合主義が進展した時代であった．1861年，1865年にBrocaが失語症の剖検例報告を行い，1874年にはWernickeが失語症のモノグラフ (Der Aphasische Symptomencomplex) を著した．1885年には失語図式についてのLichtheimの報告がBrain誌に掲載された．1908年には有名なMarieとDejerineの討論が行われ，局在論対全体論の激論がかわされた[2]．失行を最初に明確な形で提唱したのはLiepmannであるが，1900～1920年の間に発表された彼の一連の失行研究はこのような学問的背景の中にあった．

　Liepmannの報告以前の考えでは，対象の認識障害と動

作の表出障害が分離されておらず，動作の元になるイメージの障害により，動作の表出障害や認識障害が生じると考えられていた。一つは精神麻痺（mind palsy）という用語で表現された。動作表出を機械的（解剖・生理的）にとらえた考え方（Nothnagel, Naunyn）である。もう一方は概念的（抽象的）な失象徴（asymbolie）と表現された考えである。Finkelnburgは象徴（シンボル）の産生・理解の障害，Wernickeは記憶表象（イメージ）の消失とした。さらにMeynertは運動性失象徴（motorische asymbolie）として，より運動障害の特異性を強調した表現を使用した。Liepmannは機械的（解剖・生理的）な考えと概念的（抽象的）な考えを統合し，動作表出障害を認識障害から分離した[3〜6]。失認（agnosia）は同じ時期に精神分析で有名なFreudにより提唱されている。

　この時期の失行につながる4つの概念を整理すると，①精神麻痺，②失象徴，③物品の誤認，④自動性・随意性の解離である。これらの考え方には，①動作の運動調整，②身振りの伝達障害，③使用の障害，④意図的運動の障害といった失行の概念が内在していた[5]。

Ⅱ. Liepmannについて

　Hugo Karl Liepmann（1863〜1925）（図2）は，1863年ベルリンのユダヤ人家系で誕生した。最初，哲学を学び，1885年に博士号を取得したが，転向した。1894年医師国家試験に合格し，1895年医学博士を取得した。Wernickeの推薦によりBreslauで職を得た後に，1899年Dalldorf精神病院に就職した[7]。Liepmannが失行論を展開するきっかけとなった症例とその失行論の特徴について述べていく。

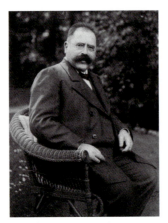

【図2】Hugo Karl Liepmann
（1863 〜 1925）

Ⅲ．Liepmannの第1例（1900）[8, 9]

　48歳男性，帝国参事官。20年前より梅毒，高血圧を患っていた。1899年夏に頭痛，めまいに加え，失神発作，後頭部痛が出現し，軽度の言語，書字障害，記憶障害がみられた。1899年12月，再度意識消失を発症した。失語を来たし，起立，歩行困難となった。歩行は改善したが，重度失語が残存した。精神状態が不安定になり，問題行動がみられたため，1900年2月10日Dalldorf精神病院に入院した。この時点での診断は「脳卒中，混合性失語，認知症」であった。
　診察所見をまとめると，右利き，運動性失語，左顔面不全麻痺を認めるが，四肢麻痺・拘縮はない。右半身全体に全知覚鈍麻，位置覚低下，右手立体覚認知障害があった。右半身の運動・動作の障害があり，コミュニケーションは不能であった。右手の運動を制限して左手の使用を促すことにより，左手による意思の表出が可能となった。運動・

動作の評価として，口頭による単純な命令の実行，運動の模倣，要素的な日常活動，物品の使用・操作，聴覚の位置決定，不快な皮膚刺激に対する反応，多項目選択の指示，書字，描画が行われた。

　一例として物品の使用・操作の内容を引用する。「左手は苦もなくクシを使うが，右手はクシに髪を上手く通しても反対向きであったり耳の後ろに羽のようにつけたりする。歯ブラシをペンのように使い，さらにスプーンのように使う。両手を使う場合，右手は操作の邪魔をするが，左手は正確に動く。上着にブラシをかけるように命ぜられると，右手はブラシをつかむが，リズミカルに振りながら耳の方に持っていく。水差しから水をコップに注ぐとき，左手は水差しをつかんで注ぐが，右手は空のコップを口に持っていく」。

　本例では，左手では正確にできる動作が右手ではできなかった。失認，失象徴，理解能力の障害であれば，動作の障害は両手にみられるはずであり，説明できない。このため，動作に限局した症候を独立して考える必要があり，Liepmannはこれを「失行」とした。位置覚・運動覚の喪失では失調は起こるが，失行は起こらないと考えた。病巣部位については，温存ないし部分的に保持されている領域を，左側頭葉（語聾がない），四肢運動領域，感覚領域（片麻痺・拘縮がない），後頭葉（半盲・精神盲がみられない）とした。損傷部位として，当時，失語の原因病巣とされていた第3前頭回，さらに島，側頭葉・後頭葉から感覚・運動領への連絡が高度に集約する部位である頭頂葉（角回深部，縁上回，上頭頂小葉の白質，皮質），右半球〜左感覚・運動領の投射を遮断する部位である脳梁が想定された。病理所見により，左頭頂葉の皮質下性空洞，脳梁の全体的な軟化巣，左前頭回，右角回，内包の小軟化巣が確認された[10]。

Ⅳ. Liepmannの失行論の特徴（1900〜1920）[8, 9, 11〜13]

以下にLiepmannの失行論の特徴を示す。

1) 除外的基準：四肢の運動感覚器官をある特定の目的を達成するために用いることができない。運動器官に麻痺，緊張異常，失調，不随意運動などの異常がなく，指示理解は保たれているが，指示通りに運動を正しく遂行できない。
2) 左大脳半球の優位性。
3) 左側失行における脳梁損傷の役割。
4) 左頭頂葉下部の重要性。
5) 失行分類：肢節運動失行，観念運動性失行，観念性失行。

Liepmannは行為過程の図式を作成しているが，Wernickeの精神反射弓の図式の影響を受けていると思われる。行為・動作過程にはその行為・動作の目的表象が存在する。主目的表象は部分（中間）目的表象を取りまとめたものであり，部分目的表象は運動の神経支配（innervation）につながり，動作が実行される。部分目的表象は行為・動作の時間的範疇にある運動形式（観念的企図）によって主目的表象にまとめられ，空間的範疇にある運動表象により運動の神経支配につながる。運動形式の障害により観念性失行が，運動表象の障害により運動性失行（のちに観念運動性失行と肢節運動失行に分離）が発症すると想定されている。

Ⅴ. von Monakow（1914）[14]とBrun（1922）[15]

von MonakowとBrunはLiepmannの心理学的図式の考え方に対して随伴症状に注目した記述的，生理学的立場で失行論を述べた。彼らはJacksonの影響を受けており，のちにSittigがその考えを継承している。彼らは失行を以下の

→ KeyWord
＊肢節運動失行

手指動作の拙劣症を主体とした失行。Liepmannは運動性失行を観念運動性失行と肢節運動失行に分けた。

→ KeyWord
＊観念運動性失行

運動形式と肢節の運動表象との連絡障害。模倣の障害，運動性錯行為に注目して評価される。

→ KeyWord
＊観念性失行

運動形式（観念的企図）の障害。臨床的には「複雑な系列行為の障害」ないし「物品使用の障害」とする立場がある。

ように分類している。

1) 半側性失行
　①運動性失行：不全片麻痺の経過で出現，運動性失書，運動性失語を伴う。
　②感覚性失行：触覚失認，深部感覚障害，手運動感覚性失書を伴う。
2) 両側性失行
　①運動性失行：失認性要因，観念性要因を伴う。
　②失認-観念性失行
　　a. 失認性失行：失認性要因（視覚失認，精神盲）が関与。
　　b. 観念性失行：観念性，全般-記号性障害が関与。
　　c. 健忘性失行：運動喚起の障害が関与。

また，失行症例（20例）の臨床経過の検討から，以下の興味深い見解を述べている。

1) 外傷性，若年者では初期に重度な失行でも治癒することがある。
2) 失行の持続は病巣の多発性，重度の全般-病理学的過程（重度の動脈硬化や脈絡脳炎，水頭症）と関連している。
3) 進行性の経過を示す失行は，ほとんどが脳腫瘍例であった。
4) 損傷の局在と機能の局在を区別し，局所的損傷に対する神経系統全体の一時的な反応をdiaschisis（機能解離）とした。

VI. 構成失行，着衣失行の分離

　構成失行，着衣失行は当初は失行症状の一部としてまとめられていたが，構成失行については，Poppelreuter

(1917) が視覚性失行（optic apraxia）[16]，次いでKleist（1922）が構成失行として分離した[17]。また，着衣失行については，Marie（1922）が空間設計運動（planotopokinésie）として記載している[18]が，Brain（1941）が劣位半球症状として分離した[19]。

Ⅶ. 観念性失行の解釈

観念性失行の解釈は研究者により相違があり，今日でも問題となっている。各研究者の解釈を順に述べていく。

❶ Pick（1905）[20]

複雑で系統的な行為と単一物品の操作で独特な病態を呈した症例を報告した。「パイプをくわえ，箱からマッチを取り出したが，マッチが煙草であるかのようにマッチで吸う動作をした」「ポットのミルクを飲んでから，スリッパで同じように飲む動作を繰り返した」。物体の取り扱いに必要な動作ができず，行為の中で個々の要素的運動は正しいが，順序を誤ったり，とばしたり，別の運動をしたりした。Pickは機序として注意の障害を考え，観念運動性失行と命名したが，Liepmannの観念性失行に対応する症候と思われる。

❷ Liepmann

複雑な系列行為の障害を観念性失行とした[13]。この考え方はDe AjuriaguerraとHécaenおよびPoeckに受け継がれる。

❸ Morlaàs（1928）[21]

観念性失行を使用の失認（agnosia of usage）とした。観念運動性失行は行為の健忘，空間的行為錯誤，行為の保続

(spatial dyskinesia)とした。なお，MorlaàsはMarie, Foix
の知能の障害由来説を継承しており，空間的行為錯誤は
Marieの空間設計運動の概念からつながる考えと思われる。
Morlaàsの考えはDe Renzi, Signoretに継承されている。

④ De Renzi (1988) [22]

　観念性失行を使用の健忘（amnesia of usage）とし，単一
物品使用と多物品使用が高い相関を示すことを確認した。
観念運動性失行は模倣の障害として評価した。

⑤ Signoret (1979) [5]

　身振り素と運動素を想定し，各々の障害により各失行症
状が発症すると考えた。身振り素の障害では意味性錯行為
により観念性失行を来たし，運動素の障害では運動性錯行
為（＝空間的行為錯誤）により観念運動性失行を来たすと
した。

⑥ Heilman, Rothi, Ochipa (1997)

　行為産生過程モデル（図3）を考案し，動作時の誤反応
に基づいて失行を分類することを推奨した。空間・時間性
誤反応は観念運動性失行，内容性誤反応は観念性失行ない
し概念性失行と解釈した[23]。また，RoyとSquare（1985）
が提唱した行為概念系，行為産生系の考え[24]に基づき，
行為概念系の障害により観念性失行ないし概念性失行，行
為産生系の障害により観念運動性失行を来たすものと考え
た[25, 26]。

> **⊃KeyWord**
> *概念性失行
> 行為概念系の障害による失行として，Ochipa, Heilmanが提唱。

⑦ Denny-Brown (1958) [27]

　観念性失行において，使い方の説明，物品使用のパント
マイムは不能だが実物品の使用は可能な状況がある。この

図3
言語処理過程と意味記憶に関係した部分は省略し，行為産生過程に焦点を当てて改変した。プラキシコン（praxicon）は言語におけるレキシコン（lexicon）に相当する動作・行為関連の用語である。

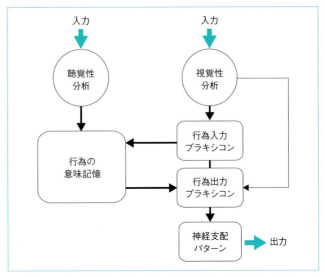

【図3】行為産生過程モデル

(Rothi LJG, Heilman KM, eds : Apraxia : The neuropsychology of action. Psychology Press, Hove, 1997より引用して改変)

問題について以下のように解釈した。びまん性病巣（大脳変性疾患）では，概念過程が障害され，命題的行為（名称の象徴や視覚イメージを含んだ概念の系列）が自発的・感情的行為（環境刺激に関連した自動的運動を含む行為の系列）にくらべてより障害される。このために実物品の使用は保たれやすい。一方でより限局的な病巣では，失認に特有な認知障害と関連し，運動行為に関連した記憶痕跡（engram）の呼び出しが困難となり，環境刺激の受容パターンの特異的組織化が障害されるため，パントマイムと実物品の使用で差異が生じる。Denny-Brownは失行を以下のように分類している。

1) 観念性失行

先述の観念性失行とは異なり，全体的な概念の混乱に

よる運動障害。

2) 不器用な失行（adextrous apraxia）
運動複合の基本的なパターンを形成できない。

3) 識別の保続による失行
対象同定の保続, 企図性保続による運動保続と思われる。

2), 3) の二つを観念運動性失行に分類している。

4) 一側性失行
半側身体無視, 半側空間無視による。

5) 運動性失行
前頭葉損傷による磁性失行（magnetic apraxia）および頭頂葉損傷による反発性失行（repellent apraxia）。これらは肢節運動失行に関与している。

6) 皮質下性失行
基底核疾患（Wilson 病など）の運動障害。

⑧ Luria（1973）[28]

運動, 行為の産生に関する諸項目と脳部位との関係について以下のように述べている。

1) 行為プログラムの貯蔵, 把持
前頭葉。

2) 基本的空間座標, 構成行為
後頭-頭頂領域。

3) 運動姿勢, 姿勢行為（ポーズ）, 運動感覚性分析・統合
中心溝後部領域。

4) 運動のメロディ, 系列化, 運動性熟練行為
皮質下諸核（線条体・淡蒼球系）, 前運動領域。

5) 両上肢の相互対立的な協調運動
脳梁前部領域。

Ⅷ. 行為・動作システムの考え方の動向

Liepmannは，大脳後方の情報が前方に伝達され動作が産生される行為・動作システム（action control stream）を考え，その後の研究者はこのモデルをアレンジした（図4）。順に紹介していく。

❶ Liepmann（図4a）

運動形式は左後方領域（側頭・頭頂・後頭接合部：TPO）で作られ，感覚・運動領域（CA）に伝達される。左後方領域の損傷で観念性失行，感覚・運動領域の損傷で肢節運動失行，二つの領域をつなぐ間の損傷で観念運動性失行を発症する。左大脳半球が高次の運動行為を計画，指示し，右劣位半球の運動活動を管理している[13]。

❷ Geschwind（図4b）

Wernicke野（W）から運動前野（PM）への線維連絡の離断（弓状束の損傷）により失行を発症する。後にpraxis center（a storehouse of learned motor skills）を想定した。失行分類については言及していない[29]。

❸ Heilman（図4c）

優位半球頭頂葉（下頭頂小葉：IPL）には，運動技能の知識，記憶痕跡（visuokinesthetic motor engrams）が貯蔵される。ジェスチャー表出時の運動領域のプログラム，ジェスチャーの理解に重要な役割を果たす[30]。その後の研究結果から，さらに複雑なネットワークに基づくシェーマを紹介している[31]。

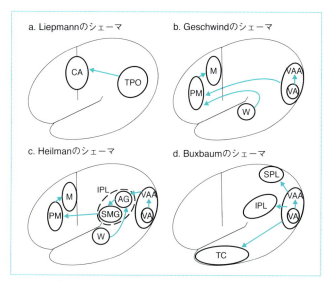

図4
TPO：temporo-parieto-occipital junction
CA：central area（sensorimotor region）
VA：primary visual area
VAA：visual association area
W：Wernicke's area
PM：premotor area
M：motor area
SMG：supramarginal gyrus
AG：angular gyrus
SPL：superior parietal lobule
IPL：inferior parietal lobule
TC：temporal cortex

【図4】行為・動作システムのシェーマの変遷
（aは文献13，bは文献29，cは文献30，dは文献33の報告内容を元に作図した）

④ Goldenberg[6]

　脳損傷例の検討から，失行に関連した症候の病巣部位を同定した。単一物品の使用では，機械的問題の解決（mechanical problem solving）は左頭頂葉，機能的知識（functional knowledge）は左側頭葉の病巣，物品使用のパントマイムは左前頭葉の病巣，無意味動作では，手の模倣は左頭頂葉ないし右半球，手指の模倣は左前頭葉ないし右半球の病巣と関連していることを示した。系列動作の病巣は明らかでない。

⑤ Hodges[32]

　意味性認知症と大脳皮質基底核変性症（corticobasal degeneration：CBD）の検討から，道具の概念に関連した

動作システム（What）は側頭葉システムであり，道具の構造に関連して動作を引き出すシステム（How）は頭頂葉システムであると報告した。これは視覚認知経路の考え方からの敷衍と考えられる。

⑥ Buxbaum（図4d）

さらに背背側路（dorso-dorsal stream），腹背側路（ventro-dorsal stream），腹側路（ventral stream）の3経路を想定した。

上頭頂小葉（SPL）を中心とした背背側路は，運動の構成の計画・実行，空間，ないし空間を介した身体動作の知識と関係し，下頭頂小葉（IPL）を中心とした腹背側路は，物品，ないし物品を介した身体の位置，動作の知識と関係する。側頭葉皮質（TC）を中心とした腹側路は物品における機能的な目的の知識と関係している[33]。つまり，背背側路は身体，腹背側路は物品と身体，腹側路は物品の関与する動作経路となっており，背側は身体に腹側は物品に傾斜していると考えられる。

Ⅸ. 直列でなく並列経路としての行為・動作システム

行為・動作システムは，Liepmannのaction control streamのような直列経路でなく，並列経路が存在し，互いに干渉していると考えた方が理解しやすい。失行分類の名称にちなんで考えると，動作内容の喚起や使用物品の情報に関わる観念性失行（ideational apraxia：IA）関連システムと，動作の調整，組み立て，模倣に関わる観念運動性失行（ideomotor apraxia：IMA）関連システムがあり，その下流に手指巧緻動作に特化した肢節運動失行（limb kinetic apraxia：LKA）関連システムが想定される。但し，動作

は手指より近位の身体も含めて構築されているため, IMA, IA関連システムからLKA関連システムをバイパスして出力される経路の存在も考える必要がある。先述の複数の動作経路に対応させると, 身体寄りの背側経路はIMA関連システムに, 物品寄りの腹側経路はIA関連システムに対応し, LKA関連システムは旧来の感覚・運動領域に対応するものと考える[34]。

まとめ

本稿では失行の症候の記述と分類についての研究の流れをたどってきた。生理的解釈（帰納的）と図式化（演繹的）を中心とした2方向の立場があり, 失行の解釈の大きな流れにはこの考えの対立があると思われる。

かつては病理解剖のみが病巣診断の唯一の手段であったが, 近年, 画像診断法のめざましい進歩により, まずCTやMRIによって生体での病巣診断が可能となった。PET, SPECTにより, 形態的な病巣だけでなく機能障害の広がりが分かるようになった。さらに拡散テンソル画像によるトラクトグラフィーによって神経線維経路が同定され, 機能的MRIにより特定の脳機能に関わる脳賦活部位, ネットワークが同定されるようになった。このような研究の成果が本稿の後半で述べた行為・動作システムの提唱の背景となっている。しかし, 結局のところ, 画像研究の成果を正しく解釈し整理していくためには, その基盤となる考え方が症例の症候を矛盾なく説明できるものでなくてはならない。拙稿を通して今日にいたる失行の考え方の経緯の一端をご理解いただき, これから新たに行為・動作システムを考察していく足がかりになれば幸いである。

文　献

1) 大東祥孝：観念失行をめぐって．失語症研究，6：965-971，1986.

2) Basso A：失語症 治療へのアプローチ（武田克彦，ほか，訳）．中外医学社，東京，2006.

3) 秋元波留夫：失行症．東京大学出版会，東京，1976.

4) 大橋博司：臨床脳病理学（復刻版）．創造出版，東京，1998.

5) Signoret JL, North P：失行症（渡辺俊三，寺田光徳，訳）．医学書院，東京，1984.

6) Goldenberg G：Apraxia：The cognitive side of motor control. Oxford University Press, Oxford, 2013.

7) 遠藤正臣：フーゴー・リープマン著「失行（運動性失象徴）の病像 ―半側失行の1例を基礎として」の歴史的背景のその後の発展．神経心理学の源流 失行編・失認編（秋元波留夫，大橋博司，杉下守弘，ほか，編）．創造出版，東京，2002.

8) Liepmann H：Das krankheitsbild der Apraxie（motorische Asymbolie）auf Grund eines Falles von einseitiger Apraxie. Monatsschrift für Psychiatrie und Neurologie, 8：102-132, 182-197, 1900（遠藤正臣，中村一郎，訳：H. リープマン：失行（運動性失象徴）の病像．精神医学，22：93-106, 327-342, 429-442, 1980／秋元波留夫，大橋博司，杉下守弘，ほか，編：神経心理学の源流 失行編・失認編．創造出版，東京，pp.17-65, 2002）．

9) 近藤正樹：Liepmannから始まる失行．高次脳機能研究，37：253-259, 2017.

10) Liepmann H：Über apraxie mit Demonstration das Makroskopischen Gehirn befundes das im Mäss 1900 Vorgestellen einseiting Apraktischen, Sowie eines zweiten Falles von Apraxie. Neurol Centrablatt, 614-617, 1902.

11) Liepmann H：Über Störungen des Handelns bei Gehirnkranken. S. Karger, Berlin, 1905.

12) Liepmann H：Über die Funktion des Balkens beim Handeln und die Beziehungen von Aphasie und Apraxie zur Intelligenz, 1907. Drei Aufsätze aus dem Apraxiegebiet. S. Karger, Berlin, pp.51-80, 1908.

13) Liepmann H：Apraxie. In：Ergebnisse der gesamten Medizin（Brugsch H, ed）．Urban & Schwarzenberg , Wien, Berlin, 1920.

14) von Monakow C : Die Lokalisation im Grosshirn und der Abbau der Funktion durch kortikale Herde. Bergmann, Wiesbaden, 1914.

15) Brun R : Klinische und anatomische Studien über Apraxie. Schweizer Arch Neurol Psychiatr, 9 : 29-64, 194-226, 1921 / 10 : 48-79, 185-210, 1922.

16) Poppelreuter W : Die psychischen Schädigungen durch Kopfschuss im Kriege 1914/16. Bd I. Voss, Leipzig, 1917.

17) Kleist K : Die Psychomotorischen Störungen und ihr Verhältnis zu den Motilitätsstörungen bei Erkrankungen der Stammganglien. Mschr Psychiatr Neurol 52 : 253-302, 1922.

18) Marie P, Bouttier H, Bailey P : La planotopokinésie : Étude sur les erreurs d'exécution de certains mouvements dans leurs rapports avec la représentation spatiale. Rev Neurol, 38 : 505-512, 1922.

19) Brain WR : Visual disorientation with special reference to lesions of the right cerebral hemisphere. Brain, 64 : 244-272, 1941.

20) Pick A : Studien über motorische Apraxie und ihr nahestehende Erscheinungen. Deuticke, Wien, 1905.

21) Morlaàs J : Contribution à l'étude de l'apraxie. Amédée Legrand, Paris, 1928.

22) De Renzi E, Lucchelli F : Ideational apraxia. Brain, 111 : 1173-1185, 1988.

23) Rothi LJG, Heilman KM, eds : Apraxia : The neuropsychology of action. Psychology Press, Hove, 1997.

24) Roy EA, Square PA : Common Considerations in the study of limb, verbal and oral apraxia. In : Advances in psychology, Vol. 23, Neuropsychological studies of apraxia and related disorders (Roy EA, ed) . North Holland Co, Amsterdam, 1985.

25) Ochipa C, Rothi LJG, Heilman KM : Conceptual apraxia in Alzheimer's disease. Brain, 115 : 1061-1071, 1992.

26) Heilman KM, Maher LM, Greenwald ML, et al. : Conceptual apraxia from lateralized lesions. Neurology, 49 : 457-464, 1997.

27) Denny-Brown D : The nature of apraxia. J Neurv Ment Dis, 126 : 9-32, 1958.

28) A.P.ルリヤ : ルリヤ 神経心理学の基礎 脳のはたらき 第2版 (鹿

島晴雄, 訳). 創造出版, 東京, 1999.

29) N. ゲシュヴィンド：高次脳機能の基礎 動物と人間における離断症候群 (河内十郎, 訳). 新曜社, 東京, 1984.

30) Heilman KM, Rothi LJG : Apraxia. In : Clinical Neuropsychology, 5th ed (Heilman KM, Valenstein E, eds). Oxford Press, Oxford, 2012.

31) Heilman KM, Watson RT : The disconnection apraxias. Cortex, 44 : 975-982, 2008.

32) Hodges JR, Spatt J, Patterson K : "What" and "how" : Evidence for the dissociation of object knowledge and mechanical problem-solving skills in the human brain. Proc Natl Acad Sci USA, 96 : 9444-9448, 1999.

33) Buxbaum LJ, Kalénine S : Action knowledge, visuomotor activation, and embodiment in the two action systems. Ann NY Acad Sci, 1191 : 201-218, 2010.

34) 近藤正樹：失行の診方を考える. 神経心理学, 32 : 216-223, 2016.

第I章 行為と動作障害の基礎知識

系列行為障害症候群の考えかた

東京女子医科大学先端生命医科学研究所　仁木　千晴

> **臨床に役立つ ワンポイント・アドバイス**
> One-point Advice
>
> 　お茶を入れる，料理をする，など複数の系列的な行為のステップを含み，かつ各ステップで用いる物品を適切に選択し用いることで最終ゴールにたどりつくことを「系列行為」という．明確な失行・失認・失語・記憶障害が見られなくても系列行為の遂行に障害もしくは困難を示す障害を系列行為障害症候群という．観察される行為エラーの種類は多様で，ステップの順序を間違える，抜かすといったステップの構成に障害が見られるケースから次のステップに移るのにまごつく（例：料理をお皿に盛りつけようとした際にお皿が用意されていない），というような「要領の悪さ」として片付けられてしまう範囲まで様々である．また，日常環境には多くの「物品」が存在しているが，どの物品を選択してどのように用いるのかもスムーズな行為遂行に関わってくる．系列行為の遂行機能障害は，日常場面に直結する問題であり，重症度や障害の内容に関わらず，看過することはできない．したがって，患者の呈する症状の背景にどのようなメカニズムの障害が考えられるのか，精査に加えて，患者周辺の社会的状況を鑑みて家族を含めて周囲の人々に障害の理解を促すなど，環境整備が重要となる障害といえる．

I．系列行為課題の遂行メカニズム

　系列行為とは，「お茶を入れる」などのように複数のステップからなり，手順を学習した後はルーチン的になされる系列的な行為のことを指す．Schwartzら[1]は，必要なステップを抜かしたり順序を間違えたりする患者をAction

Disorganization Syndrome（ADS）とよんだが，古くは Luria [2] が前頭葉損傷後に必要なステップを抜かしたり順序を間違えたりする患者を前頭葉性失行（frontal apraxia）として報告している。

　お茶を入れるという行為は，茶こしを急須にセットし，茶筒にある茶葉を急須に入れ，その後お湯を急須に注ぎ，最後に湯のみにお茶を注ぐという段階的なステップを順序よく経ることで，最終ゴールである「お茶を入れた状態」にたどり着く「系列行為」である。他には歯磨きや，着替え，料理なども複数のステップを含む系列行為である。これらは学習がなされてから以降，日々繰り返されるいわば日常を支える行為である。また，「朝，外出するための用意をする」といった行為は，朝食を用意して食べた後，歯を磨いて身支度をし，トイレをすませて荷物を持ち，最後に靴を履く，というように，複数の系列行為が埋め込まれている系列行為といえる。このような場合も，最後の「靴を履く」という行為を最初に行ってしまったら「外出の用意」はスムーズになされないことになる。系列行為は一見複雑な行為であるが，我々はなんら苦労することなくそれらを日常的に繰り返して遂行している。そして，個々のステップをどのような順序で行うのか，ステップの構成自体を意識的に深く考えることなく半ば自動的に行うことができる。しかし，ADSではこの行為ステップの構成自体にエラーが見られる。Stussら [3] は，系列行為における要素的な行為ステップを順序よく選択して遂行させるための「系列的知識」を設定し，前頭葉との関連を指摘している。同様に，HumphreysとForde [4] は，必要な行為ステップをとばしてしまう「ステップの削除」や，行為ステップの順序を誤る「順序エラー」，また同じステップを繰り返し行ってしまう「保続エラー」や不必要な行為を追加してしまう

「追加エラー」など，複数のエラーを分類しており，ADSは
行為スキーマ（茶葉を入れるスキーマ，お湯を注ぐスキー
マ，など）の「系列的知識」の障害で説明できるとしている。
また，NormanとShallice[5]は，日常行為の遂行モデルと
してSupervisory Attentional System（SAS）とContention
Scheduling System（CSS）からなる遂行機能システムを提
唱している。様々な学習された行為スキーマはCSSに貯
蔵され，SASから意図的なコントロールを受けるものの，
毎日のルーチンな行為においてはほぼ自動的に活性化され
ることで，深く考えることをせずとも系列行為を行うこと
を可能にするとしている。CSSは頭頂葉や側頭葉との関
連を指摘されており，一方，意図的な行為の遂行において
働くSASは前頭葉機能との関連性が指摘されている[3]。
ADSは前頭葉損傷との関連性が考えられているが，一方，
左前頭葉のみの損傷例においては系列行為課題にほとんど
エラーが見られなかったことも報告されている[4]。このよ
うにADSにおける前頭葉機能障害に関しては一致を見な
いものの，行為の意図的なコントロールという意味におい
ては，環境により行為の自動化がどの程度なされるかに
よって系列行為の障害の出やすさが異なると考えられる。
つまり，入院中など不慣れで新奇な場面では自宅と環境が
異なるので，歯磨きなどのルーチンな行為においても前頭
葉機能による行為の意図的なコントロールが通常よりも必
要とされる。このような状況において，損傷部位が前頭葉
のみの場合，SASの不具合によりADSが前面に見られる
可能性も考えられる。

　系列行為の遂行においてステップの構成障害としての
ADSをここまで紹介してきたが，スムーズで適切な系列
行為の遂行におけるもう一つ重要な機能として，物品の選
択が挙げられる。日常の環境において，物品は，例えば料

⏩KeyWord

＊行為スキーマ
物品や外環境に対す
る，脳内に貯蔵されて
いる運動プログラム。
物品を見ただけでそれ
に関連した行為スキー
マが自動的に活性化す
るとされる。例えば，
はさみを使うための運
動プログラムであるは
さみスキーマは，はさ
みを見ただけで活性化
される。

理に関する物品はキッチンに，歯磨き類は洗面所に，など場面ごとに使いやすいように配置されている場合がほとんどである。しかし，お茶を入れるのに必要な物品の近くにはコーヒー関連の物品があったり，歯磨き粉の近くには洗顔料があるなど，ある単一の系列行為の遂行には必要がないにもかかわらず環境的に「関連物品」がその近くに存在しているのが通常である。ある単一の系列行為の遂行にあたって必ずしも必要でない物品のことをディストラクターという。物品は見ただけで自動的にその行為スキーマが活性化すると考えられている[6]。したがって，状況に応じてディストラクターを使わないようにするためにはそれらの行為スキーマの抑制が必要である。また，ディストラクター自体が，行おうとしている系列行為に意味的に関連している方がそれらをより使用してしまうという研究もあり[7]，ディストラクターの抑制は系列行為課題の適切な遂行のための重要な機能といえる。そして，このディストラクターの行為スキーマの抑制に障害があると考えられる症例が，Action Disinhibition Syndrome（ADIS）である。ADISは前頭葉損傷のみの症例で見られ，ディストラクターを使用した行為ステップが系列行為課題の必要なステップの中に割り込んでくるのが特徴である。系列行為ステップの構成において，ディストラクターを用いたステップが追加されることから，最適最短な系列行為のステップを構成できないという点において，広義には，ADSの下位分類として捉えることができる。そして，その障害の様相は，一見して分かりにくい「障害」であり，周囲に理解されにくい。しかし，この障害により患者の社会生活に影響が及び，適切な理解と対応がなされないことにより二次障害を生む場合もある。以下にADIS[8]を紹介し，どのような障害であるか詳しく説明していく。

> **◆KeyWord**
> *ディストラクター
> 妨害刺激のこと。注意を向けるべき刺激ではないものを指し，注意を逸らす効果がある。

Ⅱ．ADISの症例

症例1：30代，男性，会社員。広範な右前頭葉脳腫瘍患者（図1a, b）。

症例2：50代，男性，公務員。広範な右前頭葉脳腫瘍患者（図1c, d）。

課題1：ディストラクターなしの系列行為課題（お茶を入れる，絵を描く，手紙作成，書道など8つの系列行為課題）。

　課題1では，各系列行為課題において必要な物品しか提示されない。例えば，「お茶入れ課題」では，茶筒，急須，急須用の茶こし，湯のみ，お湯の入ったポットが提示される。提示後，「お茶を入れて下さい」といった教示がなされた。

　表1に結果を示した。ADSで多く見られる行為ステップの削除や順序の誤りといったエラーはほとんど見られず，保続エラーも少なかった。

課題2：ディストラクターありの系列行為課題（課題1の各系列行為課題の施行時に必要な物品に加えてディストラクター物品が提示される）。

　課題2では，課題1において各系列行為課題で提示した物品に加えて同時にディストラクターが提示された。ディ

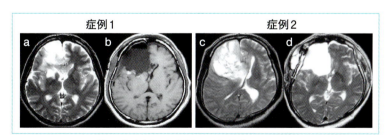

【図1】症例1と症例2の術前術後のMRI
a, c：術前，b, d：術後

【表1】症例1と症例2の系列行為課題（課題1）において見られた各行為エラー数

	行為エラーの種類						
	意味	不完全	保続	繰り返し	削除	順序	追加
症例1	0	0	1	0	0	1	2
症例2	0	0	1	0	0	0	0

(Niki C, Maruyama T, Muragaki Y, et al. : Disinhibition of sequential actions following right frontal lobe damage. Cogn Neuropsychol, 26 : 266-285, 2009 より抜粋)

【表2】症例1と症例2のディストラクター物品ありの系列行為課題（課題2）において見られた各行為エラー数（健常者は平均数）

	ディストラクターと課題との関連性	行為エラーの種類							
		意味	不完全	保続	繰り返し	削除	順序	追加	ディストラクター
症例1	関連	0	1	3	3	1	1	5	11
	無関連	0	0	0	0	1	3	0	6
症例2	関連	0	0	1	5	1	0	2	8
	無関連	0	3	8	0	0	0	0	8
健常者（N：6）	関連	0.0	0.0	0.0	0.3	0.0	0.0	0.3	0.0
	無関連	0.0	0.0	0.0	0.0	0.2	0.0	0.0	0.0

ストラクターの提示条件は2種類あり，お茶入れ課題に対してコーヒー物品のような，意味的に関連しているディストラクターが提示される条件と，お茶入れ課題に対して履歴書関連物品のような意味的に関連していないディストラクターが提示される条件であった。課題遂行に必要な物品とディストラクターが混在して机上におかれている状態で「お茶を入れてください」と教示がなされた。またこの時，提示されている物品全てを使用する必要はなく，いわれた課題を行うのにあたり必要と思うものを用いればよいことを教示に加えた。ディストラクターは系列行為課題を遂行するにあたり必ずしも必要のない物品であるため，ディストラクターを用いて何らかの行為を行った場合は「ディストラクターエラー」として記録された。結果を**表2**に示す。

**【表3】症例1，2において見られた課題関連ディストラクター
エラーと無関連ディストラクターエラーの割合**

	課題関連	課題無関連
症例1	0.54	0.45
症例2	0.70	0.30

　行為ステップの削除や順序エラーが多少見られたもの
の，ディストラクターを使用するディストラクターエラー
が多く見られた。また，年齢や教育歴をマッチさせた健常
者6名に対して上記と同様の系列行為課題を行わせたとこ
ろ，ディストラクターエラーは全く見られていなかった。
次に，ディストラクターエラーの内容であるが，ディスト
ラクターが課題に意味的に関連している物品か否かに関わ
らず，2種類のディストラクターの用い方が観察された。
1つは，課題に意味的に関連させて使うエラーである。例
えば，「プレゼントを包む課題」においてディストラクター
である「書道の道具」を用いてプレゼントの目録を書く，
といった方法や，「履歴書作成課題」においてディストラク
ターである「お茶入れ物品」を用いてお茶を入れて飲みな
がら履歴書を作成する，というものである。2つ目は，課
題とは全く無関連にディストラクターが使用されるディス
トラクターエラーである。例えば，「絵を描く課題」で絵を
筆で描いている途中で筆を置き，ディストラクターの「お
祝い物品」である紙幣をご祝儀袋に入れる，という行為で
ある。症例1，2ともに系列行為課題に関連するディスト
ラクターエラーと関連しないディストラクターエラーの両
方が観察された（**表3**）。表3からは，症例2においては，
特に課題関連ディストラクターエラーが多いことが分か
る。また，ディストラクターエラーは，ディストラクター
物品を単一で用いる場合と，提示されたディストラクター
物品全てを用いるものがあった。ディストラクター物品を

単一で用いる例としては、「プレゼントを包む課題」においてディストラクターである書道の道具の中の半紙をプレゼントの箱に詰めてプレゼントを固定する役割として用いるというものである（症例1）。ディストラクター全てを用いる場合は、上述したように、「プレゼントを包む課題」において、最終的にプレゼントを包むものの、途中で包むのを中断し、書道の道具をセットし、硯で墨をすったのち、筆で半紙にプレゼントの目録を書くといったものである（症例2）。こちらは書道用の下敷き、半紙、文鎮、墨と筆といった書道の道具全てが用いられた。

　これら観察された2種類のディストラクターエラーは系列行為課題の遂行において、どのような障害のメカニズムを反映していると考えられるのであろうか？　もう一度述べておきたいのは、健常者ではディストラクターエラーはまったく観察されなかった、という点である。したがって、ディストラクターを用いるという点において、上記2名の前頭葉損傷患者の系列行為の遂行機能メカニズムは健常者とは異なるといえる。

　まず、考えられるのが、TuckerとEllis[6]が述べた物品を見ただけで活性化される、ディストラクター物品の行為スキーマへの抑制障害である。物品が提示された時、提示物品の行為スキーマが活性化されるが、課題の教示がなされると（例：プレゼントを包んで下さい）、課題無関連の物品の行為スキーマは抑制される。抑制されることにより、それらの物品は使用されない。したがって、この抑制自体に障害があるとディストラクターを使用してしまうことになる。しかしここで問題になるのは、どの物品が「無関連」、つまり「ディストラクター」なのか、ということである。例えば、症例2が「プレゼントを包む課題」において書道で目録を書いたのは、症例2が書道の道具を「プレゼント

を包むにあたり目録を作成する必要がある」と意識・無意識に関わらず判断し，その結果，「目録作成」という行為が表出されたものとも考えられる。そうでなければプレゼントを包むという行為の文脈において意味的に関連している「目録」を書かないはずである。これがプレゼント作成課題において，書道で「川」の字など，まったく課題に関連のない内容のものを書いたとしたら，それは同じ書道で文字を書くという行為であっても「課題無関連ディストラクターエラー」であり，プレゼントを包むという行為の文脈に組み込まれず，ディストラクターの行為スキーマが抑制できずにただ単に書道の道具を使用した，との解釈ができる。したがって，「課題関連ディストラクターエラー」は，行おうとする系列行為の文脈下において，ディストラクターも含めたゴールまでのステップの構成がなされたために，意味的に関連したディストラクターの使用という行為になったものと考えることができる。

Ⅲ. 行為の文脈におけるディストラクターの割り込み

　行為の文脈は，我々の行為の方向性，つまり行為のゴールを定める役割を持っている。日常生活であれば，例えば，「朝」という文脈では，朝食を用意し食べて歯を磨き，時間までに出かけられる身支度をする，など意識せずとも普段の生活様式にしたがって起床とともにゴールに向かって系列的な行為を順次行っていくことになる。朝食を作ろうという段になれば，朝食作りという行為の文脈において，系列的な行為がなされる。

　一方，検査場面においては，課題の教示がなされることにより，系列行為の文脈が形成されることになる。例えば，「プレゼントを包む」という文脈は，それに関連する物品

の行為スキーマの選択がなされる一方で、ディストラク
ターである書道の行為スキーマは抑制される。そして文脈
は系列行為課題のゴールにたどり着くまで維持され、ス
テップの順序や物品選択に影響を及ぼす。前頭葉損傷患者
は、「プレゼントを包む」という文脈において、ディストラ
クターである書道の道具の行為スキーマに抑制障害がある
ことに加えて、それらの行為スキーマが、行為のプランニン
グの段階で「プレゼントを包む」行為スキーマで組み立て
られる系列ステップに割り込み、それに伴いディストラク
ターの使用方法も行為の文脈に意味的にマッチングするよ
うに再解釈されるものと考えられる。Siriguら[9]は、短い
文章（スクリプト）を用いて、前頭葉損傷患者を対象に系
列行為スクリプトを順番に並べる課題を行った。その結果、
例えば、「ラジオ」スクリプトと「頭を洗う」スクリプトを
まぜて呈示すると、「ラジオ」のスクリプトである「ボ
リュームを上げる」が「頭を洗う」関連のスクリプトとし
て用いられ、「シャンプーをして（髪の）ボリュームを上げ
る」という順序でスクリプトの作成がなされた。また、別
の課題の「コーヒーを用意する」と「電話をかける」スクリ
プトでは、「コーヒーメーカーのスイッチを押す」というス
クリプトは「コーヒーを用意する」スクリプトには組み入
れられず、「電話をする」スクリプトに組み入れられ、「電
話で応答を待つ間にコーヒーのスイッチを押す」といった
系列行為のスクリプトが作成された。Siriguら[9]は、この
ような、ある系列行為に属する行為スクリプトが異なった
他方の系列行為のスクリプトに意味的に侵入する現象を
「boundary violation（境界の侵入）」と呼んだ。「boundary
violation」は、症例1と2で見られた、「課題関連ディスト
ラクターエラー」に類似する現象といえる。書道を用いて
目録を書くのは「プレゼントを包む」という系列行為ス

テップに意味的に関連した侵入の結果であると解釈でき
る。前頭葉損傷により，物品の行為スキーマの文脈上の
関連づけにおいて文脈間の境界線が弱くなった可能性や，
行為の文脈が物品の行為スキーマに及ぼす影響力が弱く
なっていることが考えられる。Baldoら[10]は，様々な文脈
をもつ場面（例：結婚式）において，文脈に沿った適切な
態度や反応が，右半球損傷患者では統制群や左半球損傷患
者よりも「典型的ではない」との結果を報告し，これが社
会的コミュニケーションの障害につながっている可能性を
指摘した。同様に，「プレゼントを包む」という課題におい
て書道で目録を書くというような行為もまた，ある意味そ
れは創造的かもしれないが，健常者では見られなかった行
為であり，「典型的」で通常の行為であるとはいえない。し
たがって，このような行為は周囲からは奇異にうつる可能
性がある。また，系列行為課題に意味的に関連していたと
しても，必ずしも必要でない行為を行うため，ゴールへの
ステップ数が多くなり，時間を要し，最適で最短の行為と
はいえない。症例1は，脳腫瘍摘出後に社会復帰し，元の
職場に戻ったが，戻ってまもなく会社から「業務にまった
く関連がないわけではないのだが，必要のないことを行い，
それで作業効率が悪くなっている」との指摘があった。そ
こで，患者本人の話を聞くと，「必要のないことではなく，
その仕事を見過ごすことはできずむしろ自分はクオリ
ティーの高い仕事をしている。だから多少時間がかかるの
はやむを得ない」と，上司に注意をされても認識を改める
のは困難な様子が伺えた。このような様子から，状況の文
脈に沿った行為を行うことができない，もしくは認知の変
容に困難を示すのは脳損傷による高次脳機能障害であると
いえ，周囲の障害への理解や障害がでにくい環境調整が必
要になってくると考えられる。この症例は，その後も同様

の状況が続き，次第に「自分は周囲に理解されない」とのことから抑うつ状態となり，精神科の受診となったことを追記しておく。

Ⅳ．物品使用に対する単純な抑制障害のみを示した症例

　課題に無関連なディストラクターエラーは，ディストラクターの使用方法が課題の文脈下に組み込まれずに，ただ単にそれらの物品を用いた結果であり，ディストラクターの行為スキーマへの単純な抑制障害であると考えられる。症例1，2と同様の系列行為課題の施行において，今度は課題関連ディストラクターエラーはまったく観察されなかったものの，課題無関連なディストラクターエラーが見られた患者を以下に報告する。

症例3：40代，女性，会社員。左前頭葉脳腫瘍摘出患者（図2）。

　ディストラクターなしの系列行為課題とディストラクターありの系列行為課題を行った。その結果，前者では全くエラーは見られず，後者の課題において，課題無関連なディストラクターエラーが観察された。例として，「コーヒー課題」においてコーヒーを入れた後にディストラク

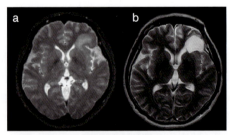

【図2】症例3の術前術後のMRI
a：術前，b：術後

ターである「お茶入れ物品」を用いてお茶を入れるという行為が観察された。そして、お茶を入れた後、「あれ、変ですね・・どうしてこちら（お茶）もやってしまったのだろう？」といった発言があった。またやりとりにおいて、これまでは我慢することに苦労をしなかった出来事に対して、術後はどうしても我慢ができなくなったとの発言があった。周囲にも「性格が変わったのでは？」と指摘され、自分でも自分はおかしくなってしまったのではないかと思い悩み、抑うつ状態となり、不眠の出現もあり手術から約半年後に精神科の受診に至っている。

まとめ

　以上、症例を提示しつつ系列行為障害症候群の考え方を紹介してきた。ADSは系列行為に含まれる行為ステップの構成に誤りがあり、それにより系列行為に障害が見られると考えられる。一方、ADISは前頭葉損傷のみで生じることから、系列行為のステップの構成に影響を及ぼす文脈の効果など、系列行為の遂行に関わる前頭葉機能について探ることが可能である。ADISについては一見、作業手順として大きな誤りはないので問題なしとの判断を受けやすいが、社会的側面の観点からも看過することはできず、前述のように二次障害を併発する可能性もある。本人に対して問題点への気づきを促すとともに、周囲への理解を求めていくことも重要なサポートになろう。

　また、系列行為課題は最終ステップにたどり着くまでに複数のステップがあり、課題の遂行自体に時間がかかる。したがって、ゴールネグレクト[11]のように、ゴールそのものがすり替えられる可能性もある。検査として系列行為課題を施行する場合、課題終了時に教示が何であったかを確認する必要もあろう。

> **KeyWord**
> **＊ゴールネグレクト**
> 達成しなければならない課題の内容やゴールの理解、記憶に問題は見られないにもかかわらず、その課題の遂行に失敗すること。

文　献

1) Schwartz MF, Reed ES, Montgomery M, et al. : The quantitative description of action disorganization after brain damage: A case study. Cogn Neuropsychol, 8 : 381-414, 1991.

2) Luria AR : Higher cortical functions in man. Basic Books, New York, 1966.

3) Stuss DT, Shallice T, Alexander MP, et al. : A multidisciplinary approach to anterior attentional functions. Ann N Y Acad Sci, 769 : 191-211, 1995.

4) Humphreys GW, Forde EME : Disordered action schema and action disorganisation syndrome. Cogn Neuropsychol, 15 : 771-811, 1998.

5) Norman DA, Shallice T : Attention to action: Willed and automatic control of behaviour. In : Consciousness and self-regulation (Davidson RJ, Schwartz GE, Shapiro D, eds) . Plenum Press, New York, 1986.

6) Tucker M, Ellis R : On the relations between seen objects and components of potential actions. J Exp Psychol Hum Percept Perform, 24 : 830-846, 1998.

7) Giovannetti T, Bettcher BM, Brennan L, et al. : Target-related distractors disrupt object selection in everyday acion: Evidence from participants with dementia. J Int Neuropsychol Soc, 16 : 484-494, 2010.

8) Niki C, Maruyama T, Muragaki Y, et al. : Disinhibition of sequential actions following right frontal lobe damage. Cogn Neuropsychol, 26 : 266-285, 2009.

9) Sirigu A, Zalla T, Pillon B, et al. : Encoding of sequence and boundaries of scripts following prefrontal lesions. Cortex, 32 : 297-310, 1996.

10) Baldo JV, Kacinik NA, Moncrief A, et al. : You may now kiss the bride: Interpretation of social situations by individuals with right or left hemisphere injury. Neuropsychologia, 80 : 133-141, 2016.

11) Duncan J, Emslie H, Williams P, et al. : Intelligence and the frontal lobe: The organization of goal-directed behavior. Cogn Psychol, 30 : 257-303, 1996.

第Ⅰ章　行為と動作障害の基礎知識

行為・動作の神経生理学基盤

近畿大学医学部生理学教室　村田　哲，望月　圭

臨床に役立つ ワンポイント・アドバイス
One-point Advice

視覚情報は，頭頂葉に向かう背側視覚経路と側頭葉に向かう腹側視覚経路の2つの経路で処理されるといわれてきた。背側経路は空間知覚処理に関わりWhereの経路と呼ばれ，腹側経路は物体の形・色・意味などを処理するためWhatの経路と呼ばれる[1,2]。さらに背側経路は，前頭葉の運動領野と解剖学的結合が強く，空間情報に基づく運動制御に関わる。また空間的な場所の情報だけでなく，把持運動に必要な物体の大きさや傾き構造なども処理していることから，Howの経路とも呼ばれている[3]。サルを用いた研究によって，背側経路はさらに2つに分けられており，上肢運動の制御に異なる役割があるといわれる[4,5]。その1つの腹側-背側経路は下頭頂小葉と腹側運動前野を結び，主に物体の3次元的な情報に基づく遠位の手の把持・操作する運動に関わる。もう1つの背側-背側経路は上頭頂小葉と背側運動前野や補足運動野を結び，主に場所の情報に基づく到達運動に関わるが，最近は把持運動にも関わっているという報告がある（図1）[6]。ヒトでは，頭頂葉と前頭葉を結ぶ皮質下の線維束を上縦束（SLF）と呼び，背側の方から，SLF-Ⅰ・Ⅱ・Ⅲの3つが存在する。背側-背側経路は，SLF-Ⅰに相当し，腹側-背側経路がSLF-Ⅲに相当する[7]。また，これらの経路は，脳内の身体表象や身体的自他の区別に関わることが明らかになっており，JeannerodらによってWho systemとも呼ばれている[8]。

はじめに（運動・動作・行為）

神経心理学的に動作・行為の障害は，失行症やoptic ataxia，あるいは意図せぬ行為の表出などがあり，おもに

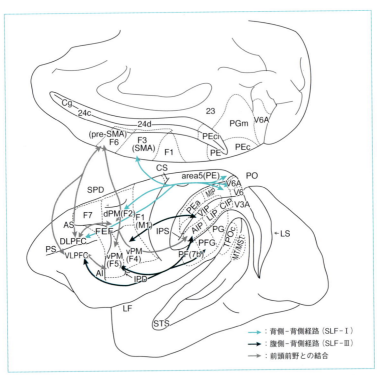

【図1】サルの背側-背側経路（SLF-Ⅰ）と腹側-背側経路（SLF-Ⅲ）

AIP：前頭頂間溝領域，VIP：腹側頭頂間溝領域，LIP：外側頭頂間溝領域，CIP：尾側頭頂間溝領域，MIP：内側頭頂間溝領域，area 5（PE）：5野，dPM（F2）：背側運動前野，vPM（F5, F4）：腹側運動前野，DLPFC：背外側前頭前野，VLPFC：腹外側前頭前野，F6：前補足運動野，F3：補足運動野，PS：主溝，AS：上弓状溝，AI：下弓状溝，CS：中心溝，IPS：頭頂間溝，PO：頭頂後頭溝，LF：外側溝，LS：月状溝，STS：上側頭溝。頭頂間溝と月状溝，上側頭溝は広げてある。

(Murata A, Ishida H：Representation of bodily self in the multimodal parieto-premotor network. In：Representation and Brain (ed Funahashi S). Springer, Tokyo, pp.151-176, 2007より引用して改変)

頭頂葉や前頭葉の高次運動領野，あるいは前頭前野の損傷によって起こる。Rizzolattiは，運動（movement）は体の部位の動き（筋の収縮），動作（motor act）は目的あるゴールに向かう個々の身体部位の動き，行為（motor action）は一連の動作によって意図達成する動きと定義した[9]。ここ

では，主にサルを用いた実験により明らかにされた動作・行為に関わる頭頂葉と前頭葉のネットワークの生理学的な性質について検討する。

Ⅰ. SLF-Ⅲによる制御（物体と遠位の手の運動）

サルの下頭頂小葉のPFGや頭頂間溝内のAIPと腹側運動前野のF5を結ぶ経路は，腹側-背側経路と呼ばれ，物体を手で操作したり，把持したりする運動に関わるニューロン活動が記録されている[10~12]。筆者ら[13, 14]は，異なる掴み方をする形の異なる物体を用意し，物体を明所と暗所で掴む課題によって，視覚と運動の要素を分離し，課題遂行中のAIPとF5のニューロン活動の性質を調べた。いずれの領域も手の運動に関連する活動が見られ，視覚入力を受けている。AIPもF5も掴む物体によって反応が異なっており，物体に関する視覚情報とそれを操作するときの手の運動の情報を統合している。また，これらのニューロンの中には，物体を見ただけでも反応するものが存在する。物体に対する視覚反応は，いずれの領域でも両眼視差に対しても選択性を持っている[15, 16]。また，AIP/PFGやF5では把持するときの手の視覚像（フィードバック）に反応するニューロンも見つかっている[17, 18]。ただ，AIPとF5ではニューロンの活動に違いもある。AIPでは視覚反応だけを示すニューロンもあるが，F5ではほぼどのニューロンも運動にともなった活動をする。物体を見たときの反応は，AIPでは物体の持つ3次元的な特徴（形，傾き，大きさ，構造）に選択性を持つ[13]が，F5では物体を掴むときの手の形に選択性を示す[19]。実際，AIPやF5のニューロンの活動の同時記録でも，AIPでは物体の視覚的特徴に関する情報を表現しており，F5はより出力に近い運動の信号を持っ

➲KeyWord
＊両眼視差
両目で見たときの両眼球の網膜像のずれ。立体視に関わる。

KeyWord
*内部モデル
計算論的により素早い運動を達成するために考えられた。このうち，逆モデルは望ましい軌道から運動指令を生成する。順モデルは，運動指令のコピーから運動の結果を予測する。いずれも，学習によって獲得される。

KeyWord
*随伴発射
予測された運動の結果（感覚フィードバック）。運動指令のコピーである遠心性コピーを順モデルに入力して，感覚フィードバックを予測する。しばしば遠心性コピーと随伴発射は，同義として扱われる。

KeyWord
*アフォーダンス
Gibsonのもともとの造語では，環境が動物に与える行為のための価値や意味，資源のことをさす。同じ環境でも，動物によって異なる。後に，動物が知覚する物体の中に存在する複数の動作・行為のための手がかりのことも示すようになった（例：カップの取っ手，飲み口）。

ていることが明らかになっている[20]。F5では，暗いところでの把持運動で運動に先行する視覚情報の運動への変換に関わる活動が見られており，AIPではこれがあまり認められない[19, 21]。

双方の解剖学的な結合から考えて，視覚領域から得られた物体の情報はAIPからF5に送られ，その物体の3次元的視覚情報をもとにF5でそれに適した手の運動のプランを選択し，一次運動野にそれを送る。また，AIPはF5で選択された運動の信号をもとに，内部モデルのうちの順モデルによって視覚フィードバックを予測し（随伴発射），実際の視覚フィードバックと比較してモニターする役割があると考えられる[22]。

また，1つの物体には複数の掴み方があるが，どれを選択するかはその行為の文脈によって異なる。物体が持つ複数の動作の手がかりとなる特徴を，しばしばアフォーダンスと呼ぶ。AIPやF5の物体を見たときの反応は，同じ物体を見た場合でも状況に応じてその掴み方が異なる場合に，変化することが明らかにされており，アフォーダンスに関連する現象だと考えられる[23, 24]。また，AIPのニューロンの中には，操作するスイッチなどのターゲットの位置が，身体中心座標では同じであっても，物体の中の相対的位置（物体の右側や左側）によって反応が変わるニューロンも見つかっている[25]。このことは，物体の中のアフォーダンスの位置に基づいた手の運動制御だと考えられる。また，逆に頭頂葉のPFGやF5の把持運動に関わるニューロンは，目的や意図によって同じ運動でも活動が変化することが明らかになっている[26]。Arbibら[27]は，文脈や状況，意図などの情報をもとにAIPでアフォーダンスの選択が行われると推測している。このための文脈や意図などの情報は，AIPと直接の結合がある前頭前野の腹外側部

（VLPFC）から得られているのではないかと考えられる[28, 29]。また，AIPは下側頭葉との結合も認められており[29]，物体の形や意味などの情報も受けているのであろう。

　道具の使用においても，上記のような性質は重要な意味を持つ。AIPとF5は，道具の持つ複数のアフォーダンスの選択と運動の信号への変換過程に関わると思われる。道具使用に関して，F5のニューロンは運動そのものではなく，動作のゴールを表現している。Umiltàら[30]は，手を閉じると先端が閉じるものと，手を開くと先端が閉じる2種類のプライヤーを使って，サルがエサをとるときのF5のニューロン活動を記録した。手の動きに関わらずいずれのプライヤーの場合でも，その先端が閉じる場合に活動するものが見つかっており，異なる動作であっても，同じ目的・ゴールであればF5のニューロンは活動する。

　また，腹側−背側経路には，頭頂間溝の底部に存在するVIPと腹側運動前野のF4を結ぶ経路が存在する。これらの領域では，体性感覚と視覚の両方に反応するような多種感覚ニューロンが知られていて，身体のある部分の体性感覚受容野とともに，そのすぐ近くの身体周辺空間（ペリパーソナルスペース）に視覚受容野を持ち，手の届く範囲の身体部位中心座標の空間を表現している[31, 32]。また，F4では，到達運動に関わるニューロンが知られており[33]，さらに向かってくる物体を避けるような運動にも関わる[34]という。したがって，身体部位中心座標（例えば手先など）をもとにした運動の制御を行っていると考えられる[9]。

　多くの脳機能イメージングの実験の結果から，ヒトの頭頂間溝の前方部分（hAIP）や縁上回が，把持運動に関わって活動することが明らかになっており，サルのAIPやPFGに相当する領域だと考えられる[35, 36]。この領域が破壊された患者では，把持運動のpreshapingに障害が起こる

> **KeyWord**
> ＊受容野
> 感覚神経細胞が反応する感覚刺激の与えられた場所や空間的広がり（例：視覚受容野）。

> **KeyWord**
> ＊身体周辺空間
> 身体のごく近くの手の届く範囲の空間表現。

> **KeyWord**
> ＊身体部位中心座標
> 体の部分を中心にした空間座標（例：手先中心座標）。

が到達運動には問題がなかった[37]。このような把持運動だけの症状は、サルのAIPに一時的な機能ブロックを起こさせた場合にも認められる[38]。特に興味深いのは、把持運動の途中で視覚フィードバックに基づいて運動を修正するような場合に、運動の修正が起こるタイミングに経頭蓋的磁気刺激によってhAIPに一時的な外乱をかけると、その修正の遅延が起こることである[39]。これはhAIPが把持運動のダイナミックなオンライン制御に関わることを示している。

ヒトの腹側運動前野や44野の後方の領域は、手の実際の運動やそのイマジネーション、観察、模倣に関して活動することが知られている[36]。また、道具操作をイマジネーションする課題[40]では下頭頂小葉と腹側運動前野の活動が見られる。Jacobsら[41]は、手でものを掴むのを想像する場合と同じ物体をマジックハンドのような道具で掴むのを想像する課題でともにhAIPと腹側運動前野、上頭頂小葉、背側運動前野で同じ場所の活動が見られることを明らかにしている。

Ⅱ．SLF-Ⅰによる制御（空間表現と到達運動）

一方、上頭頂小葉と背側運動前野を結ぶ背側-背側経路は、体性感覚の入力が強くおもに到達運動の制御に関わるといわれている。上頭頂小葉では、頭頂間溝の前壁後方部分のMIPやその背側の表面に出ている5野（PE）、さらに頭頂後頭溝の前壁にあるV6A、頭頂葉の内側壁にあるPGmなど複数の領域で、方向に選択性を示す到達運動ニューロンが記録される[42~44]。視覚情報から運動を実現するためには、視空間を網膜中心座標から眼球中心座標、頭部中心座標、身体中心座標、身体部位中心座標、物体中

⟳ KeyWord
＊網膜中心座標
網膜の中心窩を中心にした座標。

⟳ KeyWord
＊眼球中心座標
視線の向きを中心にした空間座標。

⟳ KeyWord
＊頭部中心座標
頭の軸を中心にした座標系で、眼球の向きに左右されない。

⟳ KeyWord
＊身体中心座標
身体の軸を中心にした座標系で、眼球の向きや頭の向きに左右されない。

心座標，外界中心座標などへ変換する必要があるが，これ
らの表現は頭頂葉と前頭葉を結ぶネットワークの中に表現
されている[45]。到達運動では，眼球中心座標や頭部あるい
は身体中心座標，身体部位中心座標が使われる。

　眼球中心座標の空間表現は，頭頂間溝の外側壁にある
LIPに認められ，眼球のサッケード運動に関わる[46]。MIP
はこのLIPとの結合が認められ，主に眼球中心座標をもと
にしたターゲットの位置や到達運動の方向を表現し，眼球
と手の協調的な制御によって到達運動を達成している[43]。
また，この領域には体性感覚に反応するニューロンも見つ
かっている。運動開始にあたっての意思決定に関わる活動
も見られる[47]。

　PEのニューロンは，多関節にまたがる固有感覚や皮膚
感覚に対する反応が認められ[48]，やはり運動の方向や奥行
きの位置に選択性のある到達運動ニューロンが記録され
る。特にこの領域では，腕の初期位置からのベクトルで運
動の方向を表現することから，腕中心座標の表現があると
考えられる[49]。さらに，ニューロンの活動に表現される運
動に関する情報と実際の運動の状態を時間軸で比べると，
情報表現が時間的に遅れるものと遅れのないものが認めら
れた[50]。遅れるものは感覚フィードバックを表現し，遅れの
ないものは随伴発射を表現していると考えられる。また，
ターゲットの突然の変更による到達運動の軌道修正が必要
になった場合に，その軌道のモニターに関わっている活動
も認められる[51]。PEは，一次運動野との直接の結合も見
られることから，運動をモニターしながら運動指令の修正
に関わると考えられる。

　V6Aの視覚ニューロンは，対側の空間に受容野を持ち
全体として視野の周辺部までカバーしている[4]。その中で
も特徴的なのは，眼球の位置には依存しない頭部中心座標

> **KeyWord**
> **＊物体中心座標**
> 原点は身体の外側にあり，物体内でのターゲットの位置を表現する座標（例：スマホ画面上でのボタンの位置）。

> **KeyWord**
> **＊外界中心座標**
> 原点は外界・環境内にあり，より広い空間の中での俯瞰したような座標。全身運動や移動に必要。

で受容野が表現されていることである[44]。さらに、腕の固有感覚や皮膚感覚など体性感覚刺激に反応するニューロンが認められている。この領域の到達運動ニューロンも、運動の方向や奥行きにも反応選択性を示す。また、近年この領域で到達運動に関わるニューロン以外に把持運動に関連するニューロン活動が記録されている[44]。これらのニューロンは、把持するときの手の形や手首の傾きに選択性を持って活動することがわかっている。物体に対する視覚反応も認められ、その傾きや形に選択性を持つ。しかし、AIPほど物体や手の形に選択性が強くない[52]。したがって把持運動の細かな制御というよりも、到達運動と把持運動の協調的制御を行っていると考えられる。

上頭頂小葉は、背側運動前野のF2との結合が強い[5]。この領域のニューロン活動は、到達運動のための空間情報や運動の直前から運動に一致する活動と、運動開始の前から持続的に運動に先行するset-related activityが見られる。運動の準備に関わると考えられる[9]。また、到達運動のみならず把持運動の際のグリップや手首の傾きに対して反応選択性を持つニューロン活動が認められる[53]。

以上のことから、頭頂葉のいくつかの空間座標上の位置情報に基づき、運動前野で到達運動のための信号が出力される。上頭頂小葉は、随伴発射と実際の感覚フィードバックによる運動のモニターをしながら、突然の運動の修正に関わると思われる。これらのニューロン記録の実験と一致するように、サルの上頭頂小葉のブロックによって到達運動障害やその修正の障害、また手首の傾きの調節障害、把持運動の障害が見られる。これは、上頭頂小葉が責任病巣となるヒトのoptic ataxiaに相当する[42~44]。

⊕KeyWord

＊Optic ataxia

日本語では、視覚性運動失調と総称される。この中で、optische Ataxieは注視下の物体への到達障害で、Bálint症候群に含まれる。眼球と手の運動の協調的制御の障害が考えられる。ataxie optiqueは周辺視野の到達運動障害で、眼球中心座標系の表現は保たれており、頭頂後頭溝周辺の損傷が考えられている。

Ⅲ. ミラーニューロンシステム（自己と他者の運動・身体）

　ミラーニューロンは，最初にサルの腹側運動前野のF5で発見されたが，その後に下頭頂小葉のPFGでも見つかった。これらの領域は，腹側−背側経路に含まれる。ミラーニューロンは，他者の把持運動を観察したときに活動し，また自ら同じ動作をするときにも活動する[9]。自他の共有表現として，他者の動作の認識や模倣，共感など非言語コミュニケーションなどがその役割として指摘されているが，ここでは行為・動作との関わりからミラーニューロンを考察してみる[22]。

　ミラーニューロンは観察した動作のゴールを表現している。動作のゴールが明らかになっていれば，途中の動作を隠しても反応する[54]。また，視覚のモダリティだけにとどまらず，動作に伴う音を聞いても反応するものがある[55]。観察中の動作が同じでも，動作の目的が異なると反応の異なるミラーニューロンが見つかっている[56]。つまり，動作のゴールを感覚のモダリティを超えて表現しており，他者の動作やその目的，意図の理解に関与していると考えられる[57]。他者の言語音を聞いたときに，自己の内部にある同様の言語音を作り出す運動の表象を参照して認識するという考えがある。これはmotor theoryと呼ばれるが，ミラーニューロンの性質はまさに，他者行為の理解におけるmotor theoryといえる。

　実際の運動遂行中のミラーニューロンの活動はどうであろうか。我々の研究では，サルのPFGやAIPのミラーニューロンの一部は，他者の運動だけでなく，自己の運動の視覚フィードバックにも反応することが明らかになっている[17]。腹側運動前野のミラーニューロンについても，自己の運動のフィードバックに反応していると思われる現象

が見つかっており[18]，ミラーニューロンシステムそのものが，随伴発射とフィードバックの比較を行っていると考えられる。模倣によって歌を学習する鳥にミラーニューロンが発見されている。他の鳥の歌だけではなく，自らの歌のプレイバックにも反応すること，また歌っているときにフィードバックに外乱をかけても，自分の発声に一致して活動することなどがわかっている[58]。したがって，鳥のミラーニューロンは，随伴発射とフィードバックの照合による自己の歌のチューニング，自身の運動による感覚フィードバックと他者の運動の比較による模倣学習，他者の歌の認識に関わるとされる。ミラーニューロンが見つかっているマカクザルは，模倣は行わないといわれているが，ヒトのミラーニューロンシステムの機能やその成り立ちについて重要な示唆を与える。

　随伴発射と実際の感覚フィードバックを比較するシステムは，精緻な運動のコントロールを実現するが，自他の身体の区別にも関わっている。運動を自分が主体となって行っているという意識を運動主体感という。随伴発射と実際の感覚フィードバックを比較して，一致したときには自己の運動として認識され，そうでない場合には他者の運動として認識される。このメカニズムをコンパレーターモデル[59]というが，このモデルにミラーニューロンが関わっていると推測される。実際，AIPやPFG，F5のニューロンには，観察した運動が自己なのか他者なのかによって，異なる反応を示すニューロンが見つかっている[17,60]。ヒトを対象にしたイメージングの実験では，頭頂葉の活動がコンパレーターモデルにおけるズレに相関し，運動主体感と逆相関するように活動が認められる[61]。また，下頭頂小葉の損傷による失行性の患者では，観察する運動の自他の帰属性の判定が難しくなったという[62]。さらに，統合失調症のさせら

→KeyWord
＊させられ体験

他者に操られているという感覚。統合失調症の自我障害の1つ。作為体験ともいう。

れ体験とミラーニューロンなどとの関わりも指摘される[63]。

　前述したように，VIPでは自己の身体部分や身体周辺空間を表現するような多種感覚ニューロンが認められる。これらのニューロンが，自己の身体部位だけでなく，対面している他者の身体部位の周辺空間にも視覚受容野を持つことが明らかになっている[64]。これは他者の身体が，自己の身体のマップを参照することで知覚されることを示している。他者の身体に関するheterotopagnosiaと関連があるのか興味深いところである。

　ヒトでは，動作の観察や模倣における機能イメージングの実験が盛んに行われており，腹側運動前野や下前頭回，頭頂間溝の外側面や縁上回など下頭頂小葉がヒトのミラーニューロンシステムに相当する領域とされている。これらの領域はヒトの観念運動性失行の責任領域に重なる。Rizzolattiは観念運動性失行を，「動作イメージを実際の動作に変換できない障害」と位置づけ（動作の認識があるなしに関わらず），ミラーニューロンシステムが観念運動性失行に関わる領域を含んでいると考えている[9]。

> **⊅KeyWord**
> **＊Heterotopagnosia**
> 他者の身体についてのみ身体部位失認の症状が認められる。これに対して自己の身体についてのみの症状をautotopagnosiaと呼ぶ。

Ⅳ. 前頭前野と行為・動作

　以上述べた運動制御に関わる頭頂葉，運動前野は前頭前野との結合が強い（図1）。下頭頂小葉や腹側運動前野は腹外側前頭前野（VLPFC）と，また上頭頂小葉や背側運動前野の吻側部は背外側前頭前野（DLPFC）との直接の結合が見られる[36, 65, 66]。さらに，腹側運動前野や背側運動前野，下頭頂小葉は，前補足運動野（F6）を経由する前頭前野との結合もある[36]。こうした結合は，前頭前野による上肢運動のより高次な認知的な制御を示している。例えば，前頭葉から運動前野あるいは前補足運動野に至る経路は，

突然の運動の修正や文脈に基づいた抑制，運動の切り替え
などに関わっていると考えられている[36, 67]。これは前頭葉
内側面の損傷による他人の手徴候，使用行為，模倣行為な
ど意図せぬ行為の表出と結びつけて考えることができる[68]。

文 献

1) Mishkin M, Ungerleider LG, Macko KA : Object vision and spatial vision : two cortical pathways. Trends Neurosci, 6 : 414-417, 1983.
2) Ungerleider LG, Haxby JV : "What" and "where" in the human brain. Curr Opin Neurobiol, 4 : 157-165, 1994.
3) Goodale MA, Milner AD : Separate visual pathways for perception and action. Trends Neurosci, 15 : 20-25, 1992.
4) Galletti C, Kutz DF, Gamberini M, et al. : Role of the medial parieto-occipital cortex in the control of reaching and grasping movements. Exp Brain Res, 153 : 158-170, 2003.
5) Rizzolatti G, Luppino G, Matelli M : The organization of the cortical motor system : New concepts. Electroencephalogr Clin Neurophysiol, 106 : 283-296, 1998.
6) Murata A, Ishida H : Representation of bodily self in the multimodal parieto-premotor network. In : Representation and Brain (Funahashi S, ed). Springer, Tokyo, pp.151-176, 2007.
7) Thiebaut de Schotten M, Dell'Acqua F, Valabregue R, et al. : Monkey to human comparative anatomy of the frontal lobe association tracts. Cortex, 48 : 82-96, 2012.
8) Georgieff N, Jeannerod M : Beyond consciousness of external reality : a "who" system for consciousness of action and self-consciousness. Conscious Cogn, 7 : 465-477, 1998.
9) Rizzolatti G, Cattaneo L, Fabbri-Destro M, et al. : Cortical mechanisms underlying the organization of goal-directed actions and mirror neuron-based action understanding. Physiol Rev, 94 : 655-706, 2014.
10) Rizzolatti G, Camarda R, Fogassi L, et al. : Functional organization of inferior area 6 in the macaque monkey. II. Area

F5 and the control of distal movements. Exp Brain Res, 71 : 491-507, 1988.

11) Taira M, Mine S, Georgopoulos AP, et al. : Parietal cortex neurons of the monkey related to the visual guidance of hand movement. Exp Brain Res, 83 : 29-36, 1990.

12) Sakata H, Taira M, Murata A, et al. : Neural mechanisms of visual guidance of hand action in the parietal cortex of the monkey. Cereb Cortex, 5 : 429-438, 1995.

13) Murata A, Gallese V, Luppino G, et al. : Selectivity for the Shape, Size, and Orientation of Objects for Grasping in Neurons of Monkey Parietal Area AIP. J Neurophysiol, 83 : 2580-2601, 2000.

14) Murata A, Fadiga L, Fogassi L, et al. : Object representation in the ventral premotor cortex (area F5) of the monkey. J Neurophysiol, 78 : 2226-2230, 1997.

15) Janssen P, Scherberger H : Visual Guidance in Control of Grasping. Annu Rev Neurosci, 38 : 69-86, 2015.

16) Theys T, Pani P, van Loon J, et al. : Three-dimensional shape coding in grasping circuits : a comparison between the anterior intraparietal area and ventral premotor area F5a. J Cogn Neurosci, 25 : 352-364, 2013.

17) Maeda K, Ishida H, Nakajima K, et al. : Functional Properties of Parietal Hand Manipulation-related Neurons and Mirror Neurons Responding to Vision of Own Hand Action. J Cogn Neurosci, 27 : 560-572, 2015.

18) Maranesi M, Livi A, Bonini L : Processing of Own Hand Visual Feedback during Object Grasping in Ventral Premotor Mirror Neurons. J Neurosci, 35 : 11824-11829, 2015.

19) Raos V, Umiltá MA, Murata A, et al. : Functional properties of grasping-related neurons in the ventral premotor area F5 of the macaque monkey. J Neurophysiol, 95 : 709-729, 2006.

20) Schaffelhofer S, Scherberger H : Object vision to hand action in macaque parietal, premotor, and motor cortices. Elife, 5 : e15278, 2016.

21) Murata A, Gallese V, Kaseda M, et al. : Parietal neurons related to memory-guided hand manipulation. J Neurophysiol, 75 : 2180-

2186, 1996.

22) Murata A, Wen W, Asama H : The body and objects represented in the ventral stream of the parieto-premotor network. Neurosci Res, 104 : 4-15, 2016.

23) Vargas-Irwin CE, Franquemont L, Black MJ, et al. : Linking Objects to Actions : Encoding of Target Object and Grasping Strategy in Primate Ventral Premotor Cortex. J Neurosci, 35 : 10888-10897, 2015.

24) Baumann MA, Fluet MC, Scherberger H : Context-specific grasp movement representation in the macaque anterior intraparietal area. J Neurosci, 29 : 6436-6448, 2009.

25) Win Nyi Shein, 村田　哲, 加世田正和, ほか : サル頭頂連合野の手操作関連ニューロンの操作目標の相対的位置の選択性. 日大医誌, 58 : 558-569, 1999.

26) Bonini L, Ugolotti Serventi F, Bruni S, et al. : Selectivity for grip type and action goal in macaque inferior parietal and ventral premotor grasping neurons. J Neurophysiol, 108 : 1607-1619, 2012.

27) Arbib MA, Mundhenk TN : Schizophrenia and the mirror system : an essay. Neuropsychologia, 43 : 268-280, 2005.

28) Gerbella M, Belmalih A, Borra E, et al. : Cortical connections of the anterior (F5a) subdivision of the macaque ventral premotor area F5. Brain Struct Funct, 216 : 43-65, 2011.

29) Borra E, Luppino G : Functional anatomy of the macaque temporo-parieto-frontal connectivity. Cortex, 97 : 306-326, 2017.

30) Umiltà MA, Escola L, Intskirveli I, et al. : When pliers become fingers in the monkey motor system. Proc Natl Acad Sci U S A, 105 : 2209-2213, 2008.

31) Duhamel JR, Colby CL, Goldberg ME : Ventral intraparietal area of the macaque : congruent visual and somatic response properties. J Neurophysiol, 79 : 126-136, 1998.

32) Fogassi L, Gallese V, Fadiga L, et al. : Coding of peripersonal space in inferior premotor cortex (area F4). J Neurophysiol, 76 : 141-157, 1996.

33) Gentilucci M, Fogassi L, Luppino G, et al. : Functional

organization of inferior area 6 in the macaque monkey. I. Somatotopy and the control of proximal movements. Exp Brain Res, 71 : 475-490, 1988.

34) Graziano MSA, Cooke DF : Parieto-frontal interactions, personal space, and defensive behavior. Neuropsychologia, 44 : 2621-2635, 2006. doi : 10. 1016/j. neuropsychologia. 2005. 09. 009

35) Castiello U, Begliomini C : The cortical control of visually guided grasping. Neuroscientist, 14 : 157-170, 2008.

36) Borra E, Gerbella M, Rozzi S, et al. : The macaque lateral grasping network : a neural substrate for generating purposeful hand actions. Neurosci Biobehav Rev, 75 : 65-90, 2017.

37) Binkofski F, Dohle C, Posse S, et al. : Human anterior intraparietal area subserves prehension : A combined lesion and functional MRI activation study. Neulology, 50 : 1253-1259, 1998.

38) Gallese V, Murata A, Kaseda M, et al. : Deficit of hand preshaping after muscimol injection in monkey parietal cortex. Neuroreport, 5 : 1525-1529, 1994.

39) Tunik E, Frey SH, Grafton ST : Virtual lesions of the anterior intraparietal area disrupt goal-dependent on-line adjustments of grasp. Nat Neurosci, 8 : 505-511, 2005.

40) Lewis JW : Cortical networks related to human use of tools. Neuroscientist, 12 : 211-231, 2006.

41) Jacobs S, Danielmeier C, Frey SH : Human anterior intraparietal and ventral premotor cortices support representations of grasping with the hand or a novel tool. J Cogn Neurosci, 22 : 2594-2608, 2010.

42) Caminiti R, Chafee MV, Battaglia-Mayer A, et al. : Understanding the parietal lobe syndrome from a neurophysiological and evolutionary perspective. Eur J Neurosci, 31 : 2320-2340, 2010.

43) Andersen RA, Andersen KN, Hwang EJ, et al. : Optic ataxia : From balint's syndrome to the parietal reach region. Neuron, 81 : 967-983, 2014.

44) Galletti C, Fattori P : The dorsal visual stream revisited : Stable circuits or dynamic pathways? Cortex, 98 : 203-217, 2017.

45) 前田和孝, 村田　哲 : 座標系. 脳科学辞典. 2015. https://bsd.

neuroinf.jp/wiki/%E5%BA%A7%E6%A8%99%E7%B3%BB

46) Cohen YE, Andersen RA : A common reference frame for movement plans in the posterior parietal cortex. Nat Rev Neurosci, 3 : 553-562, 2002.

47) Andersen RA, Buneo CA : Intentional Maps in Posterior Parietal Cortex. Annu Rev Neurosci, 25 : 189-220, 2002.

48) Sakata H, Takaoka Y, Kawarasaki A, et al. : Somatosensory properties of neurons in the superior parietal cortex (area 5) of the rhesus monkey. Brain Res, 64 : 85-102, 1973.

49) Bremner LR, Andersen RA : Coding of the reach vector in parietal area 5d. Neuron, 75 : 342-351, 2012.

50) Mulliken GH, Musallam S, Andersen RA : Forward estimation of movement state in posterior parietal cortex. Proc Natl Acad Sci U S A, 105 : 8170-8177, 2008.

51) Archambault PS, Ferrari-Toniolo S, Caminiti R, et al. : Visually-guided correction of hand reaching movements : The neurophysiological bases in the cerebral cortex. Vision Res, 110 : 244-256, 2015.

52) Breveglieri R, De Vitis M, Bosco A, et al. : Interplay Between Grip and Vision in the Monkey Medial Parietal Lobe. Cereb Cortex, 2028-2042, 2018.

53) Raos V, Umiltá MA, Gallese V, et al. : Functional properties of grasping-related neurons in the dorsal premotor area F2 of the macaque monkey. J Neurophysiol, 92 : 1990-2002, 2004.

54) Umiltà MA, Kohler E, Gallese V, et al. : I Know What You Are Doing. A Neurophysiological Study. Neuron, 31 : 155-165, 2001.

55) Kohler E, Keysers C, Umiltá MA, et al. : Hearing Sounds, Understanding Actions : Action Representation in Mirror Neurons. Science, 297 : 846-848, 2002.

56) Fogassi L, Ferrari PF, Gesierich B, et al. : Parietal lobe : From action organization to intention understanding. Science, 308 : 662-667, 2005.

57) di Pellegrino G, Fadiga L, Fogassi L, et al. : Understanding motor events : a neurophysiological study. Exp Brain Res, 91 : 176-180, 1992.

58) Prather JF, Peters S, Nowicki S, et al. : Precise auditory-vocal

mirroring in neurons for learned vocal communication. Nature, 451 : 305-310, 2008.

59) Blakemore SJ, Frith CD, Wolpert DM : Spatio-temporal prediction modulates the perception of self-produced stimuli. J Cogn Neurosci, 11 : 551-559, 1999.

60) Bonini L, Maranesi M, Livi A, et al. : Ventral premotor neurons encoding representations of action during self and others' inaction. Curr Biol, 24 : 1611-1614, 2014.

61) Haggard P : Sense of agency in the human brain. Nat Rev Neurosci, 18 : 196-207, 2017.

62) Sirigu A, Daprati E, Pradat-Diehl P, et al. : Perception of self-generated movement following left parietal lesion. Brain, 122 : 1867-1874, 1999.

63) 加藤元一郎, 加藤　隆 : 臨床におけるミラーニューロン―特に心的側面について. Brain and Nerve, 66 : 665-672, 2014.

64) Ishida H, Nakajima K, Inase M, et al. : Shared Mapping of Own and Others' Bodies in Visuotactile Bimodal Area of Monkey Parietal Cortex. J Cogn Neurosci, 22 : 83-96, 2010.

65) Luppino G, Rozzi S, Calzavara R, et al. : Prefrontal and agranular cingulate projections to the dorsal premotor areas F2 and F7 in the macaque monkey. Eur J Neurosci, 17 : 559-578, 2003.

66) Yeterian EH, Pandya DN, Tomaiuolo F, et al. : The cortical connectivity of the prefrontal cortex in the monkey brain. Cortex, 48 : 58-81, 2012.

67) Isoda M, Hikosaka O : Switching from automatic to controlled action by monkey medial frontal cortex. Nat Neurosci, 10 : 240-248, 2007.

68) Gerbella M, Rozzi S, Rizzolatti G : The extended object-grasping network. Exp Brain Res, 235 : 2903-2916, 2017.

第Ⅰ章　行為と動作障害の基礎知識

行為・動作障害の基盤となる神経機能の診かた

医療法人花咲会かわさき記念病院　　福井　俊哉

> **臨床に役立つ　ワンポイント・アドバイス**
> One-point Advice
>
> 　行為・動作障害の代表である失行は，「意識障害，理解障害や運動・感覚・小脳機能の障害などによるものではない」と定義されている．したがって，失行と診断するためには，失行の特徴を知るとともに，神経内科的身体的症状を理解することが必要である．
> 　身体所見を効率よくとるためには患者の協力が必要である．それには，診察のために患者に行ってもらうことをいかにわかりやすく指示し，ストレスが少ない方法で行うことが求められる．通常，問診は座位で行うことが多いため，診察は座位→立位→臥位の順番で行うと効率的である．診察の指示は専門用語を使用せず平易なものにする．また，頭側から尾側（足の方）に向かって所見を取るようにすると見落としが少ない．神経学的所見を解釈する際には，左右差と近位・遠位の差を考慮することが重要である．眼球運動，筋力，腱反射，振動覚などは年齢の影響を受けることを念頭に置く必要がある．

Ⅰ．脳神経の診かた

　脳神経は12対あり，頭側から尾側（足の方）に向かって第Ⅰ脳神経（嗅神経）～第Ⅻ脳神経（舌下神経）と命名されている．頭頸部の運動・感覚を司る．

【Ⅰ. 嗅神経】嗅覚を司る脳神経である。花の香りなどがわかるかとの問診をする。ほのかな香りの香水を染み込ませたティッシュペーパーなどを用いて左右の鼻腔別に検査を行う。アンモニアなどの刺激臭は粘膜の直接刺激作用があるため嗅覚検査に用いることは不適切である。

【Ⅱ. 眼神経】診察室における視力測定は、おおまかに光覚弁（光がわかるかどうか）、手動弁（手の動きがわかるかどうか）、指数弁（指の本数が認識できるかどうか）を用いて行う。視野検査には対面法を用いるが、その際に注意障害や半側空間無視に気づくことがある。

【Ⅲ. 動眼神経／Ⅳ. 滑車神経／Ⅵ. 外転神経】動眼神経麻痺により眼瞼下垂が出現する。開眼失行やMeige症候群の診断の際にはその有無の確認が必要である。眼球運動に関しては、通常、水平・垂直運動を診る。滑車神経麻痺による水平線の複視は、頭部を病側に傾けると悪化、健側に傾けると改善することを用いて病側を決定する（Bielshowsky手技）。眼球運動診察の際にも注意障害、運動維持困難のほか、眼振、非滑動性眼球運動（錐体外路徴候）の有無も診断する。

【Ⅴ. 三叉神経】眼神経（V1）、上顎神経（V2）、下顎神経（V3）からなり顔面の感覚を司る。三叉神経の分布に関する説には若干の相違があるが、Mayo Clinicの"Clinical Examinations in Neurology"から引用したものを図1[1]に示す。感覚はこの領域別に検査する。ポイントは下顎角の部分は体性感覚がせりあがっていることであり、真の三叉神経障害と心因性の顔面感覚障害の鑑別に役立つことがある。一方、運動枝は主に咀嚼筋（側頭筋、咬筋、外側・内側翼突筋）を支配する。一側の三叉神経運動枝の障害では、患側の側頭筋筋力が低下するとともに、下顎を前方に押し出す翼突筋の麻痺のために下顎が患側に偏移する。

【Ⅶ. 顔面神経】顔面筋の運動を支配するが、顔面神経の一

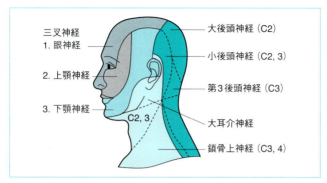

【図1】三叉神経の支配領域

図1
C：頚神経
(田崎義昭，斎藤佳雄，坂井文彦，ほか：ベッドサイドの神経の診かた（改訂18版）．南山堂，東京，2016, p.116より引用して改変)

部である鼓索神経は舌前方2/3の味覚を司る．顔面の中でも，前額部をupper face, 眼輪筋より下方の部分をlower faceと称する．皮質からの一次ニューロン障害による中枢性顔面神経麻痺の場合は両側支配でありupper faceの麻痺はlower faceと比べて相対的に軽度である．一方，二次ニューロンである顔面神経自体の障害（末梢性顔面神経麻痺）の場合はupper/lower faceともに同等の麻痺を呈する．なお，顔面の観察により顔面痙攣（顔面神経の刺激状態）や眼瞼痙攣（筋痙攣）も観察されることがある．

【Ⅷ. 聴神経】診察室では指先の摩擦音を用いる方法が簡便である．音叉を用いる診察法としてWeber試験とRinne試験がある．いずれも古典的聴力検査であるが，Weber試験は振動させた音叉を頭頂正中部にあてる．病側では，感音性難聴の場合は音が小さく，伝音性難聴の場合は大きく聞こえる．つまり一側で小さく聞こえた場合，同側の感音性障害か反対側の伝音性障害が考えられる．Rinne試験は，振動させた音叉を乳様突起にあて，減衰しつつある音が骨導で聞こえなくなった瞬間に耳孔に音叉を持っていく．正常・感音性難聴では気導で音を知覚できる（Rinne試験陽性）が，伝音性障害では気導で知覚できない（Rinne試験陰性）．

【Ⅸ. 舌咽神経／Ⅹ. 迷走神経】運動枝は嚥下・構音に関する筋を支配し，感覚枝は口腔粘膜の温痛覚・触覚と，舌後方1/3の味覚を支配する。軟口蓋反射（軟口蓋に触れると挙上する），咽頭反射（咽頭に触れて誘発される嘔吐反射），発声，嚥下などを観察する。

【Ⅺ. 副神経】運動枝であり僧帽筋と胸鎖乳突筋を支配する。筋力と萎縮の有無を診察する。僧帽筋筋力は検者が両側肩を尾側に向かい抵抗を加えた状態で被検者に肩を挙上させることにより判定する。一方，胸鎖乳突筋の場合，被検者が首を一方向に（例：右）回旋させ，検者が回転を阻止するように頬に抵抗を加えることにより，回旋させた方向とは反対側（例：左）の胸鎖乳突筋の筋力を判定することができる。

【Ⅻ. 舌下神経】純運動神経であり舌の運動を司る。麻痺側では舌萎縮がみられ，挺舌時には麻痺側へ舌が偏移する。

Ⅱ. 運動機能の診かた

❶ 筋萎縮，筋緊張（筋トーヌス）

筋萎縮の判定には，視診にて筋腹の張り感，骨稜の目立ち方を観察したのち，筋のボリュームと弾力性を触診にて診察する。筋萎縮はその分布が重要であり，基本的には近位筋優位の場合は筋疾患，遠位筋優位の場合は神経疾患が示唆される。

筋緊張の診察には被検者脱力のもと，検者が肘関節・膝関節などを他動的に動かしてその抵抗感を判定する。筋緊張亢進には筋痙縮（spasticity）と筋強剛（rigidity）がある。筋痙縮は錐体路障害を意味し，他動運動初期の筋緊張は高いが途中から急に低下する（jackknife phenomenon）。一方，筋強剛は錐体外路障害により生じ，一貫して同様な抵抗を

示し，場合によっては歯車様抵抗を示す（歯車様筋強剛：cog wheel rigidity）。正常よりも筋緊張が低下した状態を筋弛緩といい，小脳機能障害，二次ニューロン障害，末梢神経障害などでみられる。

② 運動麻痺

1）軽微な麻痺の見出し方

運動麻痺は通常錐体路障害により生じる。明らかな運動麻痺は一目瞭然であるが，軽微な運動麻痺（錐体路徴候）は誘発しない限り気が付かれない可能性がある。

> **→ KeyWord**
> **＊運動麻痺**
> 錐体路／錐体外路障害の区別，軽微な麻痺の見出し方がカギ。

a. 顔面

Upper faceの麻痺の診かたは，前額部に皺を寄せさせ，皺が浅い側に麻痺があると判断する。Lower faceの場合は，①きつく閉眼させ閉眼力の左右差とともにまつ毛が眼瞼に隠れずに残存する程度（まつ毛徴候）を，②口を「イー」と横に引いた時の鼻唇溝の左右差を，③空気で膨らました頬を検者が左右から指で押した際の口角からの空気の漏れを観察する。麻痺側ではまつ毛徴候が陽性で，鼻唇溝が浅く，口角から空気が漏れる。

b. 上肢

上肢Barré徴候（Mingazzini上肢拳上試験）：原著では手掌を下方に向けさせるが，本邦では両上肢を平行・水平にして前方に伸展させ，手掌を上方に向けてその位置を保つように指示する方法を上肢Barré試験と称する。麻痺側では，手掌をしっかり張れずにへこむ（手くぼみ徴候），指を揃えるように指示しても第5指が外転位を取る（第5指徴候），前腕が回内する（pronator drift test），上肢全体が下垂する，などの異常所見がみられる。

c. 下肢

下肢Barré徴候：腹臥位で他動的に両膝関節を90度に屈曲させてその位置を保持させる。

Mingazzini下肢落下試験（Mingazzini手技）：仰臥位で他動的に両股関節と膝関節を90度に屈曲させてその位置を保持させる。

いずれの方法でも，正常ではそれらの位置を保持できるが，麻痺肢では揺れが大きくさらには落下する。

仰臥位における下肢の外旋：仰臥位で脱力させると麻痺下肢が外旋する。意識障害が合併しており上記手技が施行できない場合に有用である。

2) 粗大な麻痺の診かた：徒手筋力テスト（Manual Muscle Testing：MMT）（表1）

一定の判断基準（筋収縮の有無，重力に抗する能力，正常筋力）に照らし合わせ，被検者の筋力を6段階に区分する評価法であり，実臨床では広く汎用されている。MMT0〜3の評価は客観的に行えるが，MMT4・5の評価は主観的になるので，被検者の年齢や身体能力をも考慮する必要がある。手技上の注意点として，判定は瞬間の筋力をもって行うべきであり，何秒にもわたる「腕相撲」を被検者に強いるべきではない。

【表1】 Manual Muscle Testing（MMT）

0	筋収縮を全く認めない
1	筋収縮を認めるが重力の影響を取り除いても関節運動は認めない
2	重力の影響を取り除くと全関節可動域の関節運動が可能
3	抵抗を加えなければ重力の影響に抗して全関節可動域の関節運動が可能
4	軽度の抵抗と重力の影響に抗して全関節可動域の関節運動が可能
5	十分な抵抗と重力の影響に抗して全関節可動域の関節運動が可能

3) 起立・歩行の診かた

立ち上がり，立位保持，歩行状態を観察する。いす座位または蹲踞姿勢からの「立ち上がり」では近位筋の筋力と重心移動能力を評価する。次に，両足・片足立ちで「立位保持」での姿勢保持能力を判定する。

歩行の姿（歩容）の評価により，運動麻痺・バランス障害・パーキンソン症候群・運動失調症を見出すことが可能である。運動麻痺がある場合には，麻痺側の振り出しが不良で，足の運び（stride）が小さく，歩行中の立脚相が健側より短く荷重が不十分である。パーキンソン症候群では，歩行開始時にすくみ現象がみられ最初の一歩が出にくい（通常両側）。歩行中は足の運びが狭く，すり足（挙足が不十分）であり，腕振り（arm swing）が小さいか欠如する。

特殊歩行として，足を前後に一直線にして綱渡りのように歩かせる（tandem gait）方法は小脳性運動失調症の診察手技である（後述）。一方，つま先・かかと歩行は下腿筋力評価に有用である。

4) 麻痺の病態と種類

神経障害の部位により分類されている。上位運動ニューロンとは大脳皮質Betz細胞から脳幹・脊髄運動ニューロンにシナプスするまでの一次ニューロンを指すが，この神経線維が延髄の錐体を形成するために錐体路と称せられる。錐体路障害では，筋萎縮を伴わない痙性麻痺，Babinski徴候などの病的反射，表在反射（腹壁反射など）の消失を特徴とする運動麻痺を生じる。一方，下位運動ニューロンとは脳幹・脊髄から神経筋接合部までの二次ニューロンを指す。このレベルの障害は，筋萎縮と弛緩性麻痺を生じ，病的反射は陰性である。

一方，麻痺の分布により，単麻痺（一肢のみ），片麻痺（一

側上下肢），対麻痺（両下肢），四肢麻痺に分類される。

5）錐体外路徴候

上記の錐体路に対して錐体外路とは錐体路以外の運動調節経路を指し，錐体路には含まれない大脳皮質運動野，基底核，小脳が関与する。錐体外路徴候としてパーキンソン症候群および不随意運動が挙げられる。

厚生労働省難病情報センターによると，左右差のある典型的な安静時振戦（4〜6Hz）または歯車様筋強剛，動作緩慢，姿勢反射障害をパーキンソン症候群と定義している。

不随意運動には定型6種類がある（**表2**）。線維束性収縮（fasciculation）は筋線維〜筋束単位の不規則な筋の収縮であるので関節運動は生じない。ミオクローヌス（myoclonus）は不規則で速い四肢・体幹の筋収縮であり「ビクッ」とした関節運動を生じる。振戦（tremor）は最も高頻度に観察される不随意運動であるが，規則的・反復性筋収縮を特徴とし関節運動を生じる。ヒョレア（chorea）は四肢遠位に目立つ素早い非反復性の一見合目的的にみえる四肢・体幹の運動である。アテトーゼ（athetosis）はより遅く持続時間の長い，四肢・体幹を捻るような運動をいう。バリズム・バリスムス（ballism）の頻度は低いが，肩・股関節を中心に四肢全体を規則的に振りまわすような運動である。一方，

> **⟳ KeyWord**
> **＊不随意運動**
> 定型6種類がありそれ以外をジスキネジアという。

【表2】不随意運動の定型6種類

線維束性収縮（fasciculation）	筋束の部分的・不規則な筋収縮，関節運動は生じない
ミオクローヌス（myoclonus）	不規則・速い筋収縮，関節運動を生じる
振戦（tremor）	規則的・反復性筋収縮，関節運動を生じる
ヒョレア（chorea）	四肢遠位に目立つ素早く合目的的にみえる四肢体幹の運動
アテトーゼ（athetosis）	遅く持続時間の長い，四肢・体幹を捻るような運動
バリズム・バリスムス（ballism）	肩・股関節を中心に四肢全体を規則的に振る運動

注：ジストニア（dystonia）は肢位異常であり不随意運動ではない。

これらの定型的不随意運動には分類できないものはジスキネジア（dyskinesia）と一括して扱う。なお，線維束性収縮，ミオクローヌス，振戦は生理的にも観察される。一方，類似用語であるジストニア（dystonia）は，通常不随意な筋収縮により生じる肢位異常を示し，不随意運動そのものを意味するのではない（痙性斜頸，書痙など）。

Ⅲ. 小脳機能の診かた

→KeyWord
＊小脳性運動失調症
感覚性運動失調症との鑑別が重要。

運動失調（ataxia）とは，まず運動の方向や大きさがコントロールできないために随意運動がうまくできないこと，次に体位・姿勢を正常に保持するために必要な随意的・反射的筋収縮が損なわれていることを意味する。運動失調症の病態には小脳性と感覚性（末梢神経・脊髄後索・三半規管障害性）があるが，本稿では小脳性運動失調症の症状と診察法について述べる。

① 運動失調性構音障害

Oral diadochokinesis（パパパパ，タタタ，カカカ，パタカパタカパタカを言わせる）を行った場合，単語が不自然に途中で途切れる断綴性（scanning），途切れた発話の次の発話が突発的になる爆発性（explosive），さらに音節から音節への切り替えが困難なために音節の区切りが不明瞭となるスラー様（slurred）などの特徴を呈する。アルコール酩酊者の発話特徴に例えられる。

② 上肢の運動失調症

目的に手を伸ばした時に的確に到達しないという症状を呈し，診察（誘発）法には下記のものがある。

指鼻（耳）試験（finger-nose (ear) test）：被検者が人差

し指で自分の鼻先（耳朶）を指し，次に外側方を指し，ま
た鼻（耳）を指す動作を反復する。

鼻指鼻試験（nose-finger-nose test）：被検者は人差し指
を用いて検者の指と自分の鼻の間を往復し，その際検者は
逐一指の位置を変える。

変換運動（diadochokinesis）：垂直に立てた前腕・手を
回内回外させ，その回転範囲の大きさとリズムを観察する。

これらに異常がある場合をadiadochokinesisと称する。

❸ 下肢の運動失調症

スリッパをはきにくい・脱げやすいなどの訴えになりや
すい。診察（誘発）法には踵膝試験（heel-knee test）が一
般的である。被検者は仰臥位になり，まず一側の踵を反対
側の膝の上に持ってくる。次に同部位を踵で数回叩いた後，
踵で脛の上を一直線に滑らせ，開始時に足（踵）のあった
場所に戻す。小脳性運動失調症がある場合に観察される異
常所見として，踵が膝を通り越して大腿の方まで行く
（overshooting），膝を叩く部位・リズムが一定しない，脛
の上を滑らせる際によろよろとする，元の場所より外側に
ずれた場所に足が行ってしまう（overshooting）などが高
率にみられる。

❹ 小脳性運動失調症による立位・歩行障害

軽度の場合は立位・歩行障害が明らかではない。しかし，
綱渡りのごとく左右の足を縦に揃えて歩行（tandem gait）
させると，足を一直線に揃えることができないか足がハの
字に開いてしまう。無理に施行しようとすると転倒する。
より重度になると，バランスをとるために足を左右に広げ
ないと立位保持が困難となる（wide-based stance）。歩行
時も左右の足の幅が広くなり（wide-based gait），酔っぱ

らいのように左右前後にフラフラする（drunken gait）。

小脳性と感覚性運動失調症の鑑別であるが，感覚性の場合はRomberg徴候が陽性（両足で立ち閉眼すると倒れる・大きくふらつく）であるが，小脳性の場合は陰性（閉眼してもふらつきは変化しない）である。

⑤ その他の小脳性運動失調症の徴候

共同運動障害（dyssynergia）：仰臥位から腕を組んだまま起き上がろうとした際，患側の下肢が持ち上がる。

筋緊張低下（pendulousness）：被検者は脱力して立位を保ち，検者が体幹を揺すると患側上肢の揺れが大きい。

Stewart-Holmesはね返り現象（Stewart-Holmes rebound phenomenon）：被検者が全力で自分の胸壁に向かって腕を曲げようとするのを検者が抑えておき，不意に検者が手を離した場合，正常では被検者が自分の胸を打つことはないが小脳性運動失調症がある場合には運動制御できずに胸を打つ（陽性）。

Ⅳ. 感覚の診かた

① 感覚障害と解剖学的背景

感覚は表在感覚（触覚，温度覚，痛覚，圧覚），深部感覚（位置覚・運動覚，振動覚），複合感覚（二点識別覚，皮膚書字覚）に分類される。脊髄内の線維走行は感覚の種類により異なるため，感覚障害の理解のためには解剖学的知識が必須である。

まず，粗大な触覚，痛覚，温度覚，痒みおよびくすぐったさは末梢神経–後根から脊髄に入り後角でニューロンを変えた後，前交連を介して同脊髄レベルの反対側の前・側索に入り，視床へ上行して大脳皮質一次感覚野（中心後回）

→ KeyWord
＊感覚障害
感覚の種類により神経伝導路が異なることの理解が必要。

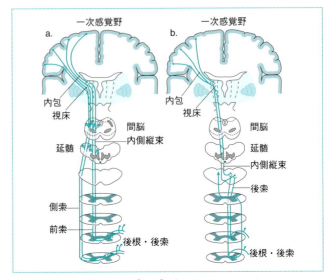

【図2】感覚路

(Guyton AC, Hall JE : Textbook of Medical Physiology. 11th ed, Elsevier, Philadelphia, 2006, pp.588, 596 より引用して改変)

に至る（図2a）[2]。一方，精密な触覚，振動覚，圧覚，関節位置覚などは，後角でニューロンを変えずに同側の後索を上行し，延髄下部の後索核でニューロンを変えすぐに反対側の内側縦束を上行し，視床で再びニューロンを変えた後に大脳皮質一次感覚野に至る（図2b）[2]。後索・内側縦束系は前・側索系に比べて神経伝導速度が速く刺激部位に対応した空間分解能に優れており，この差が伝達される感覚モダリティの違いとなっている。

　もう一点解剖学的に重要な点は，それぞれの脊髄根は定まった皮膚領域の感覚を支配しており，これをデルマトームという（図3）[2]。つまり，感覚障害のレベルから脊髄障害レベルを診断することが可能である。上記の神経路の知識と合わせると，例えば，胸髄5レベル以下の一側性温痛覚障害の原因は反対側の胸髄5レベルにあると推測される。

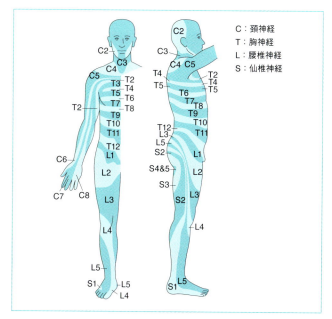

【図3】デルマトーム

(Guyton AC, Hall JE : Textbook of Medical Physiology. 11th ed, Elsevier, Philadelphia, 2006, p.596 より引用)

❷ 感覚の種類と診断法

　一般に，被検者は感覚刺激が「わかるか・わからないか」を問われても返答に窮する場合が多い。そこで，感覚刺激が身体左右，近位・遠位，またはデルマトームにより「同じように感じるか否か」を聞くことが診察法のポイントである。

1）表在覚

　痛覚はようじの先端を皮膚に軽くあてることにより，触覚はティッシュペーパーで作ったこよりで軽く触ることにより，温・冷覚は温・冷水を入れた試験管を用いることにより診察する。

2）深部覚

位置覚・運動覚：被検者は検査中閉眼状態を保つ。検者は指趾を他動的に屈曲・伸展させ，指趾がどちらに動いたか（運動覚），どちらに向いているか（位置覚）を被検者に回答させる。指趾を動かす際に近隣の指趾に触れないように留意する。

振動覚：振動させた音叉を橈骨茎状突起や腸骨稜などに当て，振動を感じなくなるまでの時間を測定する。簡易的には同部位の左右差，胸骨（近位）と橈骨茎状突起（遠位）の差を被検者に問うのもよい。

3）複合感覚

すべて閉眼状態で検査する。頭頂葉病変で障害される。

二点識別覚：コンパスを用いて皮膚2ヵ所を同時に刺激し，二点として分離できる最小値を測定する。

皮膚書字覚：被検者の皮膚に簡単な字や数字をなぞり答えさせる。

立体認知：音の出ない立体物を手に持たせ何かを答えさせる。

二点同時刺激識別感覚：身体左右同部位に触覚/痛覚刺激を与えた場合，正常では二つの刺激として捉えられる。頭頂葉病変の場合では，病巣反対側への単独刺激は知覚可能であるが，二点同時刺激の場合は認識できない（消去現象）。

まとめ

高次の行為・動作障害を診ること，理解することに対しては，基本的な神経身体所見を正しく把握することが必要である。

文 献

1) 田崎義昭, 斎藤佳雄, 坂井文彦, ほか：ベッドサイドの神経の診かた（改訂18版）. 南山堂, 東京, 2016.
2) Guyton AC, Hall JE：Textbook of Medical Physiology. 11th ed, Elsevier, Philadelphia, 2006.

第Ⅱ章
行為と動作障害の症候学

1. 感覚情報の統合不全による運動障害

2. パントマイムの失行，使用の失行
   （観念運動失行，観念失行）

3. 前頭葉や脳梁の損傷による動作の障害：
   道具の強迫的使用と拮抗失行を中心に

4. Alien hand syndrome（sign）

5. 運動無視と間欠性運動開始困難

第Ⅱ章 行為と動作障害の症候学

感覚情報の統合不全による運動障害

金城大学　前島　伸一郎
国立長寿医療研究センターリハビリテーション科　大沢　愛子

> **臨床に役立つ ワンポイント・アドバイス**
> One-point Advice
>
> 　本稿では，頭頂連合野に関する障害によって，生じうる行為・動作の障害について述べた。頭頂連合野では，視覚と体性感覚の情報統合や，空間知覚と視覚性，運動性の入力が統合され，情報処理が行われる。この部位の損傷によって情報を統括することができないと，到達運動や協調した運動が困難となり，運動拙劣症や視覚性運動失調，着衣失行などを呈する。

Ⅰ．頭頂葉と頭頂連合野

　頭頂葉は，中心溝の後方，外側溝（シルビウス溝）の上方，頭頂後頭溝の前方に位置し，主として体性感覚にかかわる多くの領野がある。中心後回は一次体性感覚野である[1]。体性感覚野を除いた後方の頭頂葉領域を頭頂連合野という。頭頂連合野は頭頂間溝により，上頭頂小葉と下頭頂小葉に分けられる。ブロードマンの脳地図（大脳新皮質の解剖学・細胞構築学的区分）（図1）[2]では，中心溝に平行する形で前方から3, 1, 2野があり，上頭頂小葉の前方の狭い部分が5野，後方の広い部分が7野である[3]。下頭頂小葉の前方は縁上回で40野，後方の角回が39野に相当する。なお，サルの脳地図では上頭頂小葉が5野，下頭頂小葉が

> **KeyWord**
> ＊頭頂連合野
> 中心溝のすぐ後ろにある体性感覚野の後方から後頭葉までの部分。

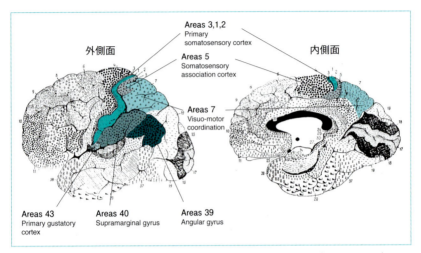

【図1】ブロードマンの脳地図（大脳新皮質の解剖学・細胞構築学的区分）における頭頂葉

(Brodmann K : Vergleichende Lokalisationslehre der Grosshirnrinde : in ihren Prinzipien dargestellt auf Grund des Zellenbaues. Leipzig, Barth, 1909 より引用)

7野とされているので，ヒトとサルの対応を考える場合には注意が必要である。

通常の体性感覚情報は，中心後回前方から，後方に向かって階層的に統合・処理が進み，頭頂間溝の皮質で視覚情報と統合される。頭頂間溝にはbimodal neuronがあり，皮膚や関節からの感覚情報を処理した触覚的な空間位置と運動を弁別すると同時に自分の身体パターンを全体として捉える体性感覚空間と体性感覚と視覚の両方に反応して，感覚を統合する（図2）[4, 5]。

Ⅱ. 視覚性運動失調

→ KeyWord
＊視覚性運動失調
視覚制御下における物体の把握動作の障害。

運動障害や感覚障害がないにもかかわらず，目で見たものをつかむという動作ができなくなることを視覚性（運

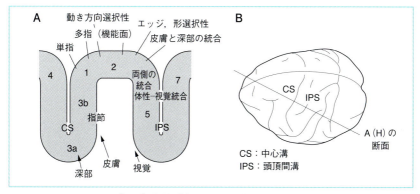

**【図2】体性感覚情報と視覚情報の統合
〜中心後回で行われる情報処理の内容と階層性**

(岩村吉晃:体性感覚の階層的処理と触知覚. 神経研究の進歩, 48:510-522, 2004 / Iwamura Y: Hierarchical somatosensory processing. Curr Opin Neurobiol, 8:522-528, 1998 より引用)

動）失調という[6]。視覚性運動失調には，Bálint[7]によって記載された「注視した対象物をつかめない＝optische Ataxie」とGarcin[8]やRondot[9]が報告した「周辺視野のある対象物をつかめない＝ataxie optique」がある。ただしBálintのいうoptische Ataxieは視知覚や注意などの問題も含有していると考えられているため，単に視覚系から運動系への連絡の問題で片付けられない※注。

目で見たものをつかむ場合，対象物を視覚的に同定し，身体との位置関係を判断し，手を伸ばす方向を決定して，

※注：Bálint症候群
　視覚性運動失調という言葉は，20世紀の初めにBálint[7]によって，初めて用いられた。彼は剖検で両側の頭頂葉後部，側頭葉上部，後頭葉に軟化巣を有し顕著な視空間障害を認めた患者を報告した。この際，記載された3徴候，すなわちBálint症候群は有名である。
①精神性注視麻痺：眼球運動に制限はないが，1つの対象物に視線を合わせることができず，対象物を認知できない。
②視覚性注意障害：一度に複数の対象を視覚的に認知できない。
③視覚性運動失調：視覚で認知した対象でも，円滑に，また正確に，対象を触ることができない。
　一方，Holmes[10]は第一次世界大戦で両側頭頂葉に銃創を受けた患者の中で視空間障害を呈した患者を観察し，visual disorientation（視覚失見当）という概念を提唱した。その症状は，視線固定の障害，視覚対象の空間位置の定位障害，複数対象の位置関係，遠近，長短，大小の判断の障害，立体視の障害などで，多くはBálint症候群と類似していた。これらの違いは，目で見たものをつかめないことをどう捉えるかであり，Bálintは視覚と運動の協調の障害である視覚性運動障害と考えたのに対し，Holmesは距離判断の障害と考えた。

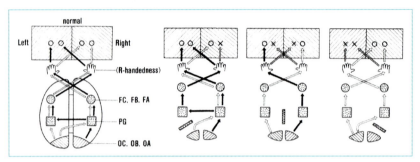

【図3】視覚性運動失調の症候学
（平山惠造：視覚性運動失調（Ataxie optique）の臨床と病態．失語症研究，2：196-205, 1982より転載）

つかみ動作を開始する．この際，後頭葉から入った視覚情報が頭頂葉で統合され，運動野のある前頭葉へ指令を送る．このためには，物を見る視覚と，手を的確に伸ばすための関節位置覚などの体性感覚との連絡がうまくできることが必要である．右手で右視野のように，動かす手と同じ側の視野のものをつかむときには反対側への連絡は必要ないが，反対側の視野のものをつかむときには半球をつなぐ脳梁膨大部の交連線維が必要である．頭頂葉病変によって，これらの情報が途絶えることで，動かす手と同じ側の視野のものや，動かす手と反対側の視野のものをつかめなくなる（図3）[6]．また，脳梁膨大部の損傷によって，右手で左視野，左手で右視野のものがつかめなくなる交叉性視覚性運動失調がみられる[11]．

平山[6]は，ataxie optiqueが，劣位半球病変では左視野に両手でみられ，優位半球病変では右視野に右手でみられるという仮説を立てているが，筆者らはlateralityよりむしろ病巣の大きさではないかと考えている[11]．すなわち，頭頂葉が広範に障害されると病巣側の手で，病巣側の視野しかつかめなくなるが，病巣が小さくて障害される線維が少ないとつかめる手と視野が広がる．視覚性運動失調の

【表1】視覚性運動失調の重症度

Stage 1　optische Ataxie + ataxie optique
注視下対象物の把握障害が，病巣と反対側の上肢でみられる。 周辺視野での把握障害が，病巣と反対側の上肢で全視野にみられ，病巣側の上肢で病巣と反対側の視野にみられる。
Stage 2　健手全視野・患手半視野
周辺視野での把握障害が，病巣と反対側の上肢で全視野にみられ，病巣側の上肢で病巣と反対側の視野にみられる。
Stage 3　健手半視野・患手半視野
周辺視野での把握障害が，病巣と反対側の上肢で病巣と反対側の視野にみられ，病巣側の上肢で病巣と反対側の視野にみられる。あるいは周辺視野での把握障害が，病巣と反対側の上肢で病巣側の視野にみられ，病巣側の上肢で病巣と反対側の視野にみられる。
Stage 4　片手半視野
周辺視野での把握障害が，病巣と反対側の上肢で病巣と反対側の視野にみられる。 あるいは，周辺視野での把握障害が，病巣と反対側の上肢で病巣側の視野にみられる。 あるいは，周辺視野での把握障害が，病巣側の上肢で病巣と反対側の視野にみられる。

(前島伸一郎, 駒井則彦, 重野幸次, ほか：視覚性運動失調の臨床症候と経時的変化からみた重症度の検討. 失語症研究, 11：131-139, 1991 より改変)

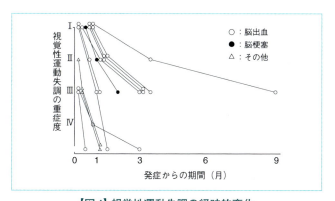

【図4】視覚性運動失調の経時的変化

(前島伸一郎, 駒井則彦, 重野幸次, ほか：視覚性運動失調の臨床症候と経時的変化からみた重症度の検討. 失語症研究, 11：131-139, 1991 より転載)

CT病変を重ね合わせると，責任病巣はおおむね頭頂葉であるが，角回よりやや上の上頭頂小葉あたりの病変が多い傾向にあった。臨床的に重症度を分類していくと，経過と共に改善がみられた (**表1, 図4**)[12]。

Mishkinら[13]は，視覚系の2つの経路について言及し，知覚表象を形作る腹側経路は一次視覚野から側頭葉下部へ向かっており，一方，背側経路は一次視覚野から頭頂葉後部へ向かっており，視覚的に呈示された物体を目指して行為をする際の視覚コントロールに重要であると述べている。サルでは，対象物を注視しているときに発火する注視ニューロンは，PG野（7a野）と頭頂間溝外側領域LIP野（lateral intraparietal area）にあり，視線の方向や注視している対象物の空間知覚に関与する[14]。これに対して，動く対象物を眼で追跡するときに発火する視覚的追跡ニューロンは，MST野（medial superior temporal area）にあり，このニューロンは網膜からの視覚信号と網膜外の眼球運動を組み合わせて視覚目標の動きを知覚する。奥行き知覚に関係したニューロンは，CIP野（caudal intraparietal area），LOP野（lateral occipital parietal area）で3次元知覚を成立させる。AIP野（anterior intraparietal area）は対象の3次元的な性質を入力として受け，腹側運動前野に出力して，対象に対する手の運動を制御するのに重要な役割を果たしている（図5）[3]。ヒトでも同じように，物を注視したときに発火するニューロンや網膜信号に反応する受動視覚ニューロン，手を動かすときに発火するニューロンなどが，このPG野に該当する角回にあるとされており[6]，この部位の障害で視覚運動の協調動作ができなくなるとも考えられている。

Ⅲ．視覚性運動失調の評価法

臨床場面で視覚性運動失調の検査をする場合には，まず①約40cmの針金の先端に付けた径1.5cm大の球形の指標を患者の正面，右側，左側に提示し注視させ（free eye

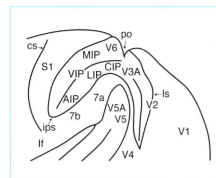

【図5】サルの外側からみた頭頂間溝の小領域
(泰羅雅登:脳と外界のインタラクション. Brain and Nerve, 69 : 339-345, 2017より転載)

movement), 左または右手でつかませる[15]。②患者に正面の一点を凝視させ, 上述の指標を左視野または右視野(周辺視野) に提示しつかませる。①②において左右の手, 左右の視野についてはもとより, 上下あるいは遠距離(腕の長さ)と近距離についても比較する。

正しい評価の条件としては, 視力・視野に障害がなく, 運動麻痺や小脳性運動失調がないこと, 深部感覚障害を伴わないことなどが挙げられる。

Ⅳ. 運動の拙劣化

運動麻痺や失調, 不随意運動などがなく, 行うべき行為を理解しているのに要求された行為が正しく行えないものを失行と呼ぶ。図6に古典的なLiepmannの失行図式を示す。彼は左半球頭頂葉には運動の記憶痕跡(エングラム)があり, そこから運動野に至る経路の損傷で失行が生じると考えた[16]。

当初, Liepmannが報告した失行は, 観念運動失行, 観

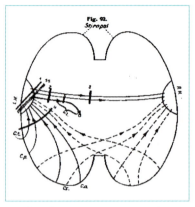

【図6】Liepmannの失行図式
(Liepmann H : Apraxie. Ergb Ges Med, 1 : 516-543, 1920より)

> **KeyWord**
> *肢節運動失行
> 熟練しているはずの運動行為が拙劣化した状態。

念失行，肢節運動失行の3つであり，古典的失行と呼ばれる。その中で，運動可能であるが，合目的な運動が不可能な状態を肢節運動失行という。すなわち，経験や慣例，教育によって学習した習熟運動が拙劣になってしまったものをいう[17, 18]。このつたない，ぎこちないと漠然といわれるものが運動の拙劣化であり，古典的症候論において肢節運動失行という範疇で理解されるが，肢節運動失行という概念を認めない立場[19]もある。

表2に肢節運動失行の症状を示す[20]。鉛筆をにぎる，ボタンのかけ外し，手袋をはめる，ポケットの中の鍵を取り出すなどの動作が拙劣となり，日常生活動作がうまく遂行できなくなる。運動の拙劣さは通常，左右差がみられる。また，似たような運動が拙劣となりうる症状には，磁性失行/反発失行，力動性失行，触知失行などがある[21]。磁性失行は把握反応による巧緻動作障害で，反発失行は回避反応による巧緻動作障害である。力動性失行は，麻痺はなく，比較的簡単な要素的運動能力は保たれているが，系列的な

【表2】肢節運動失行の症状

- ペンが上手に握れない
- コインを上手くめくれない
- ボタンをかけたりはずしたりできない
- 手袋を上手くはめられない
- ポケットに手を入れられない
- 指の模倣ができない
- 靴下を上手に履けない

（菊池雷太，河村 満：肢節運動失行. Clinical Neuroscience, 31 : 819-821, 2013 より転載）

運動が下手になる。触知失行は，触覚，位置覚，振動覚，痛覚などは保たれているが，主体的に指を動かしても，指の運動感覚がなく，触点定位や二点識別が困難である。このように，拙劣症といっても，病態は全く異なるため，注意が必要である。

岩村[22] は肢節運動失行をアクティヴタッチの障害に基づく，運動拙劣症と考えている。アクティヴタッチとは手で自由に触ることによって生じる知覚のことであり，大脳皮質感覚中枢に到達され，そこで分析・統合処理される。運動の遂行には体性感覚野，頭頂連合野，運動皮質（高次，一次とも）がかかわっており，触対象の識別・認知には頭頂連合野，高次体性感覚野と後頭葉の外側後頭領域がかかわっている（図7）[22]。あらかじめよく訓練したサルの中心領域（体性感覚野or運動野）にムシモル（GABAagonist）を注入すると，物品を操作する手指が拙劣になり，グラスの中に入った球を取り出すことができなくなる。この運動の拙劣化は体性感覚野でも運動野の障害でも生じるが，体性感覚野の場合は指を代えて何とか代償を図ったのに対し，運動野では運動スピードの低下や力の減弱がみられたという。このことからも，肢節運動失行は，体性感覚野と運動前野・運動野の連合障害と考えられる。

図7
運動の遂行には体性感覚野, 頭頂連合野, 運動皮質（高次, 一次とも）が, そして触対象の識別と認知には頭頂連合野, 高次体性感覚野と後頭葉の外側後頭領域がかかわっていると考えられる。

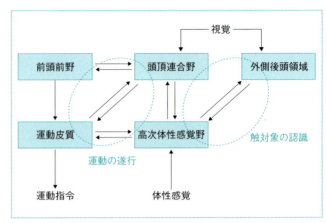

【図7】アクティヴタッチの中枢機序
(岩村吉晃：能動的触知覚（アクティヴタッチ）の生理学．バイオメカニズム学会誌, 31（4）: 171-177,（2007）より転載）

とくに, 中心後回を中心とする後方型の病変では, 体性感覚障害を伴うことが多く, 視覚による代償効果があるのに対し, 中心前回を中心とする前方型の病変では, 行為の開始困難, 両手の同時運動障害, 深部腱反射異常などがみられる。

V. 運動拙劣の評価法

拙劣症を評価する際には, Luriaのあご手（片手で肘の伸展時に拳を作り, 屈曲時にOKサインをする交互動作）や両手動作（片手でグー, 反対手でパーを交互にくり返す）で運動系列をみる。次に, 閉眼下で物品を触らせ（能動的触知～アクティヴタッチ）, 呼称・同定させたり, 閉眼下で手掌に描いた数字や文字を読ませる（受動的触知～パッシブタッチ）。さらに, 視覚情報によって動作が改善するかどうかなどをみていく必要がある[23]。

VI. 構成障害

　まとまりのある形態を形成する能力に障害をきたし，空間的に配置する行為が困難になった状態を構成障害という[17]。古典的には，物を組み立て，図形を模写するなどの空間形態を形作る行為が著しく困難な病態を，Kleist[24]が失行症の1つの様式「構成失行」として報告した。構成失行は，健全な視覚性認知機能と運動行為機能との高次な統合機能の障害によるもので，「単一の運動・動作において失行が存在しないのに，物品の組み立てや構成，あるいは絵を描く構成能力の障害」と定義される。一方，Benton[25]は，構成失行を，「細部を明確に知覚し，構成部分の関係を把握し，正しく合成することを要する，構成活動の障害」と定義している。秋元[26]は，構成失行は失行と失認の境界領域的な障害でapraktognosie（失行認）と称した方がわかり易いと述べている。最近では臨床的に遭遇する構成行為の障害を幅広く捉えようと，「構成障害」という用語が用いられることが多い。一般に対象を正しく理解しており，日常行為での問題はほとんどないが，模倣や模写することが障害される。

> **⊙KeyWord**
> **＊構成障害**
> 操作の空間的形態が障害される行為障害。

VII. 構成障害の評価

　臨床的に最も簡単に実施できるのは，キツネ指などの手指構成模倣である。また，被験者に描画や模写をさせると良い。時計描画や立方体模写課題は脳損傷患者の障害の検出にしばしば用いられる。また，Wechsler Adult Intelligence Scale（WAIS）-ⅢやKohs立方体組み合わせテストなどの知能検査では積み木課題や組み合わせ課題があり，構成能力を定量的に評価できる。

構成能力は，左右大脳半球の頭頂葉後部病変のみならず，脳萎縮や脳室の拡大など，脳のびまん性の形態学的変化のみを有する症例でも高頻度に障害されるため，病巣特異性に乏しい。ただし，損傷半球側によって質的に異なることが知られている[27〜30]。右半球損傷では，動作自体はためらいがなく，粗雑で余分な動作が多い。規則性に欠け，細部断片からとりかかる反応様式 (piecemeal approach) となる。これに対して，左半球損傷では構成行為の実行とプログラミングの障害が目立ち，図形の全体的空間関係は保たれるが，細部が簡略化される。全体的であるがおおざっぱな反応様式 (gross approach) をとり，躊躇やためらいがみられる。

Ⅷ. 着衣動作の障害

運動麻痺や失調などがないにもかかわらず衣服を正しく着る動作ができなくなるものが着衣失行である。とくに，衣服の上下，左右，前後，裏表などがわからず，袖に手を通すことができなかったり，ボタンを留めることができなかったりする。

Brain[31] は他の失行と独立して生じるものを apraxia for dressing として報告した。このような"古典的"着衣失行の病巣は，頭頂葉連合野である上頭頂小葉にみられる。この部位は後頭葉から入った視覚情報と頭頂葉の感覚野から入った情報が統合される場所であり，空間的な運動制御や身体の姿勢図式に関連しているため，この領域の障害によって着衣失行が出現すると考えられる。

一方，後に Hécaen[32] は両側性と一側性の障害に分け，両側性障害では衣類の左右，上下，裏表に誤りが認められるのに対し，一側性障害は左半側空間無視と左半側身体無

> ## KeyWord
> *着衣失行
> 衣服の各部位と自己身体の空間関係の把握障害。

視によってみられるとした。Warren [33] は，脳卒中患者における構成行為と身体図式の障害との関係と，着衣における独立性を調べた。101人の脳卒中患者に，リハビリテーション入院時の身体図式や構成行為を測定した後，退院時の着衣能力について評価したところ，いずれも高く相関していたという。実際に運動麻痺や失行，半側無視のない古典的な着衣失行でも，構成障害を伴う場合が多い。すなわち，服を着られないから全てが古典的着衣失行というわけではなく，その障害の原因として様々な高次脳機能障害が関与している可能性がある。とくに，左右どちらの半球損傷でも着衣障害がみられるが，右半球損傷では半側無視や構成障害，左半球損傷では失行症との関連が高いことが明らかである [34]。実際に服を着られないという動作の中にも様々な要因があり，視覚認知による誤りなのか，操作や手順による誤りなのかなど，問題点の詳細を明らかにした上で，代償的アプローチを考えていく必要がある。

まとめ

　頭頂連合野に関する障害によって，生じうる行為と動作の障害について述べた。頭頂間溝の内側領域MIPは到達運動に，腹側領域VIPは視覚と体性感覚の情報統合に，外側領域LIPは空間知覚に，前外側領域AIPは視覚性の入力と運動性の入力の統合に関連し，さらに尾側領域CIPは物体や空間の三次元形態の情報処理に関連する。視覚や体性感覚などから入った情報を統括することができない場合，協調した運動が困難となり，運動拙劣症や視覚性運動失調，着衣失行などを呈する。

文 献

1) 小林　靖：頭頂連合野の神経解剖学. Brain and Nerve, 68：1301-1312, 2016.

2) Brodmann K：Vergleichende Lokalisationslehre der Grosshirnrinde：in ihren Prinzipien dargestellt auf Grund des Zellenbaues. Leipzig, Barth, 1909.

3) 泰羅雅登：脳と外界のインタラクション. Brain and Nerve, 69：339-345, 2017.

4) 岩村吉晃：体性感覚の階層的処理と触知覚. 神経研究の進歩, 48：510-522, 2004.

5) Iwamura Y：Hierarchical somatosensory processing. Curr Opin Neurobiol, 8：522-528, 1998.

6) 平山惠造：視覚性運動失調（Ataxie optique）の臨床と病態. 失語症研究, 2：196-205, 1982.

7) Bálint R：Seelenlähmungs des" Schauens", optische Ataxie, räumliche Störung der Aufmerksamkeit. Mschr Psychiat Neurol, 25：51-81, 1909.

8) Garcin R, Rondot P, de Recondo J：Optic ataxia localized in 2 left homonymous visual hemifields（clinical study with film presentation）. Rev Neurol (Paris), 116：707-714, 1967.

9) Rondot P, de Recondo J, Dumas JLR：Visuomotor ataxia. Brain, 100：355-376, 1977.

10) Holmes G, Horrax G：Disturbances of spatial orientation and visual attention, with loss of stereoscopic vision. Arch Neur Psych, 1：385-407, 1919.

11) 前島伸一郎, 今井治通, 木下泰伸, ほか：脳梁膨大部圧迫で生じた両側性交叉性視覚性運動失調. 神経内科, 32：626-628, 1990.

12) 前島伸一郎, 駒井則彦, 重野幸次, ほか：視覚性運動失調の臨床症候と経時的変化からみた重症度の検討. 失語症研究, 11：131-139, 1991.

13) Mishkin M, Ungerleider LG, Macko KA：Object vision and spatial vision：Two cortical pathways. Trends Neurosci, 6：414-417, 1983.

14) Sakata H, Taira M, Kusunoki M, et al.：The TINS Lecture The parietal association cortex in depth perception and visual control

of hand action. Trends Neurosci, 20 : 350-357, 1997.

15) 重野幸次 : 視覚性運動失調症について. 老人科診療, 9 : 356-360, 1988.

16) Liepmann H : Apraxie. Ergb Ges Med, 1 : 516-543, 1920.

17) 山鳥　重 : 神経心理学入門. 医学書院, 東京, pp. 129-156, 1985.

18) 山鳥　重 : 道具使用障害の症候学. リハ医学, 30 : 185-189, 1993.

19) De Renzi E : Apraxia. In : Handbook of Neuropsychology (Boller F, Grafman J, eds) . Vol. 2, Elsevier, Amsterdam, pp. 245-263, 1989.

20) 菊池雷太, 河村　満 : 肢節運動失行. Clin Neurosci, 31 : 819-821, 2013.

21) 丸山哲弘 : 失行をめぐって 肢節運動失行. Clin Neurosci, 24 : 788-789, 2006.

22) 岩村吉晃 : 能動的触知覚 (アクティヴタッチ) の生理学. バイオメカニズム学会誌, 31 : 171-177, 2007.

23) 丹治和世, 鈴木匡子 : 失行 (観念性失行, 観念運動性失行, 肢節運動性失行) . Clin Neurosci, 37 : 407-409, 2009.

24) Kleist K : Kriegsverletzungen des Gehirns in ihrer Bedeutung für die Hirnlokalisation und Hirnpathologie. In : Handbuch der Ärztlichen Erfahrungen im Weltkriege 1914/1918 (Bonhoeffer K, ed) . Verlag von Johann Ambrosius Barth, Leipzig, pp.455-505, 1922/1934.

25) Benton AL : Constructional apraxia and the minor hemisphere. Confin Neurol, 29 : 1-16, 1967.

26) 秋元波留夫 : 失行症. 東京大学出版会, 東京, 1976.

27) 浅川和夫 : 構成行為についての考察―左・右半球傷害による比較から. 精神神経学雑誌, 76 : 485-496, 1974.

28) Lezak MD : Neuropsychological assessment. 2nd Ed, Oxford Univ Press, New York, pp.382-383, 1983.

29) Warrington EK, James M, Kinsbourne M : Drawing disability in relation to laterality of cerebral lesion. Brain, 89 : 53-82, 1966.

30) Hecaen H, Assal G : A comparison of constructive deficits following right and left hemispheric lesions. Neuropsychologia, 8 : 289-303, 1970.

31) Brain WR : Visual disorientation with special reference to lesions of the right cerebral hemisphere. Brain, 64 : 244-272,

1941.

32) Hécaen H, Albert ML : Human neuropsychology. John Wiley& Sons, New York, pp.106-107, 1978.

33) Warren M : Relationship of Constructional Apraxia and Body Scheme Disorders in Dressing Performance in Adult CVA. Am J Occup Ther, 35 : 431-437, 1981.

34) 前島伸一郎, 中井國雄, 寺田友昭, ほか : 着衣失行—認知障害との関連も含めて. 神経研究の進歩, 38 : 552-559, 1994.

第Ⅱ章 行為と動作障害の症候学

パントマイムの失行，使用の失行
（観念運動失行，観念失行）

北海道医療大学リハビリテーション科学部言語聴覚療法学科　中川　賀嗣

> **臨床に役立つ ワンポイント・アドバイス**
> One-point Advice
>
> 　古くから観念運動失行と呼ばれてきた症候は，今日ではバイバイのような信号動作や道具使用動作をパントマイムで再現する際にみられる失行（パントマイムの失行）とみなされるようになった。本失行例は，パントマイム時に運動性の錯行為，または自身の指など，身体の一部を物品あるいは道具と見立てて動作を行うBPOあるいはBPT（body part as object/tool）を呈する。その機序は，習熟動作のパントマイムでの再現障害と現在では考えられている。
> 　観念失行と呼ばれてきた症候は，道具使用時にみられる失行（使用の失行）とみなされるようになった。本失行例は，誤って別の道具の使用動作を行ってしまう，すなわち意味性の錯行為を呈する。使用の失行の主な鑑別症候としては，対象の操作部位想起障害がある。使用の失行はアフォーダンスの障害として説明されることが多いが，その意味するところは未だ曖昧で，臨床家の間でかなり異なっている。

はじめに

　古くから「観念運動失行」，「観念失行」と呼ばれてきた病態は，それぞれパントマイム（あるいはジェスチャー）と道具（あるいは物品）の使用に関わる障害である。行為・動作に関する主要な大脳症候であり，その発現機序は，長年検討されてきた。検討の大半は，Liepmannのいう「観

> **KeyWord**
> ＊パントマイム
> 意味のある動作を再現することを表す。
>
> **KeyWord**
> ＊ジェスチャー
> 意味がある，ないに関わらず動作を再現することを表す。

念運動（失行）」，「観念（失行）」とはどのような病態かを問う形をとり，いわば症候概念ありきの検討であったといえる。ところがこの2症候をめぐる状況は，最近になって大きく変化しつつある。「観念運動失行」は，用語としては文献上現在でも散見するが，「観念から運動へ」というLiepmannが想定した概念を排し，単にパントマイム（あるいはジェスチャー）が障害される病態をさすようになってきた。一方「観念失行」についても，「観念」などの，これまで失行論の前提とされてきた想定概念を排し，改めて「道具（もしくは物品）の使用は，どんな機能が障害されて生じるのか」という，病態の本質に立ち返って検討されるようになってきた。かくして「観念失行」という用語は，最近使われなくなりつつある。

　本稿では，失行を，麻痺，感覚障害，失語，失認，注意障害などによらない，すなわち行為実現に特化した大脳機構の障害によって出現する症状と定義する。観念運動失行，観念失行のこれまでの捉え方については，第Ⅰ章に詳述されているので，これらの事項は最小限にとどめる。また用語表現自体が混乱を招く源となりうるため，観念運動失行を端緒として「パントマイム（あるいはジェスチャー）（後述）が障害される」病態を「パントマイムの失行」と称し，観念失行を端緒として「（単一）道具（あるいは物品）の使用が障害される」病態を「使用の失行」と称し，これらの最近の主な考え方をそれぞれ紹介する。

Ⅰ. パントマイムの失行

❶ パントマイムの失行とは

　行為・動作実現の古典的な考え方を今日の用語で表現するならば，行為・動作はまず意味記憶（古典的には行程表

象や視覚表象）を駆使して，行おうとする動作についての設計図を作ることから始まる[1,2]。この設計図は，次に運動を執行するための脳領域へ伝達され，そこで設計図に基づいて既存の動作パーツを組み立て，行為・動作が実現されるというものである。したがって，行為・動作の実現までの過程には，①設計図を作成するフェーズ，②設計図を運動執行器官に伝達するフェーズ，③運動執行器官で動作を実現するフェーズの3つがあることになる。①が障害されかつ②と③が保たれている病態が観念失行（本稿でいう使用の失行），②が障害されかつ①と③が保たれているのが観念運動失行（本稿でいうパントマイムの失行），③が障害されかつ①と②が保たれているのが肢節運動失行と，古典的失行論では考えられてきた。

　この考えに立脚すると，パントマイムの失行例では，①は保たれているので，正しく設計図を作ることができる。したがってパントマイムの失行例は，検者から言語的，あるいは視覚的に動作を教示されると，健常者と同様に再現すべき動作を理解し，その動作の設計図を自身の脳内に作成できる。しかし，この設計図の情報を運動執行器官へ伝達する過程が障害されているので，情報は伝達される間に劣化しながら運動執行器官へ到達するため，誤った動作になってしまう。そして運動執行器官は，その不十分な伝達情報に基づいて動作を実現しようとする。指示は，設計図を作るための手段であり，言語や視覚的に示しうる（いわば意味のある）動作がその対象であった。パントマイムの失行は，このように指示下での動作が障害され，表出されると考えられていた。

　ところが，De Renziら[3]はこうした流れとは全く異なる視点で，観念失行（本稿でいう使用の失行）や肢節運動失行から，パントマイムの失行を切り離して捉え直した。彼

らはパントマイム（後述するように，彼らの考えではジェスチャーにあたる）の中でも，視覚的に教示された動作を再現する場合（すなわち模倣）に着目し，パントマイムの失行を捉え直したのである。De Renzi ら[3] は，脳損傷280例で，無意味（原著では非象徴的）と意味のある（象徴的）姿位や動作をランダムに，かつ連続して模倣させ，各姿位・動作の成績を定量的に比較した。その結果，無意味動作と意味のある動作の障害の程度は，同程度であった。すなわち，パントマイムの失行（当時は観念運動失行）と呼ばれる病態は，彼らによれば，無意味な動作も含む模倣（ジェスチャー）の障害であった。つまり模倣する対象動作に意味があるかないかに無関係で，単に提示された動作や姿位の形を真似る能力（模倣能力）の障害としたのである。この研究以後，ごく最近に至るまで，模倣命令課題における障害に関しては，意味のある動作のみが障害されるとする考えと，De Renzi らのいうように無意味動作も含めて障害されるとする考え方の両方の立場が混在することになった。ここから本稿のパントマイムの失行の話は始まる。

❷ パントマイム動作の評価

1）検査・判定方法の例

a. 評価する動作

　失行研究の中でパントマイムという用語は，概ね，意味のある動作（道具使用動作も含む）を再現することをさし，またジェスチャーという用語は，意味のある動作でも無意味動作でも，いずれの動作を再現する場合にも用いられている（図1）。パントマイムの失行は，既述のように，もともと意味のある動作の再現の障害と考えられていたが，その後パントマイムに限らない，無意味動作も含めたジェスチャーの障害であるという考え方が示された[3]（図1）。し

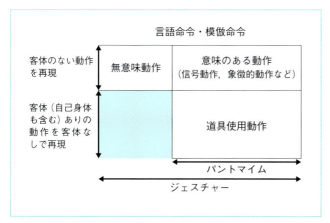

【図1】パントマイムの失行の評価課題

かし今日では、ジェスチャーではなく、やはりパントマイムに出現する障害として再度捉え直されている[4]。

パントマイムの失行の評価では、「客体のない動作を再現する」パントマイムと、「客体（自己身体も含む）ありの動作を客体なしで再現（すなわち道具使用あるいは物品操作を再現）する」パントマイムを対象とする（図1）。

「客体のない動作を再現する」パントマイムは、「意味のある動作」を対象としているが、それらの動作は、さらに信号動作、象徴的動作、習熟動作などの別の用語で表現されている場合もある。これらの表現は、類似してはいるが、少しずつ異なり、どの表現がパントマイムの失行の症状表現に適しているのかは、これまでほとんど議論されていない。今後これらのうちどの表現が、障害の本質を示す表現として適しているかの検討が必要であろう。

一方、「客体ありの動作を客体なしで再現する」パントマイムの客体として、道具を用いる。古典的にはパントマイムの失行は、出来上がった設計図に関する情報の伝達障

害によるものなので，設計図にある操作対象は道具であっても物品であっても同様に障害されることになる。そのため，対象は道具に限定する必要はなく，「物品」の使用動作が広く障害されると考えられていた（道具と物品の違いについては後述する）。最近では，明確な直接的な言及はないまま，道具を対象とする研究が増えている。今後の検討が必要であろう。

評価に際しては，「客体のない動作」として信号動作が有用である。これらの動作は比較的単純で，意味を表現できているかどうかの判定もしやすい。ただし，既存の検査バッテリーでは意味があるのか，ないのか判定しづらい動作を含めている場合もある。例えば「手背を額にあてる動作」，「開いた手で首をつかむ」といったように言語的に表現できるが，意味があるかどうかはっきりしない動作を含めているバッテリー[5]や，構成能力をより要する手指姿位パターンを評価動作に含めているバッテリー[6]，あるいは指を鳴らすといった動作を含めているバッテリー[7]もあり，留意が必要である。

「客体ありの動作」としては，道具に限定して考える立場，物品を対象と考える立場のどちらでも障害されるとみなしうる道具を用いて評価するのが，感度よく結果がえられやすいと考えられる。さらに道具の握り方，道具の向きや動きなどを，手の動きのみから判定する必要があるので，道具がなくても動作の判定がしやすい動作（例えばハサミの使用動作など），みてすぐにそれとわかるような動作（つまり道具）を採用するのがよいと考える。

b. 実施条件

動作を再現させるための指示には，「言語命令」と，再現させたい動作を，検者が被検者に対して実際に示し，その動作を模倣させる「模倣命令」の2通りがある[5]（図1）。臨

床では言語命令を用いた検査バッテリーがよく使われているが，研究では模倣による検討が多く，言語命令による検討はほとんど行われなくなっている。言語命令では失語などの影響を，模倣命令では視覚認知障害や構成障害などの影響を受ける可能性があり，いずれにも弱点がある。また両者で成否が解離する可能性もあるので，両方実施することが望ましいと考える。言語命令と模倣命令のどちらを先に行うかについては，言語命令から行うことを推奨する臨床家もいるが，特に決まりはない[8]。筆者は以下の理由で言語命令から行う。パントマイムの失行例では通常，模倣命令の成績の方が，言語命令よりも若干良好である[9]。したがって模倣命令を先に実施し，その動作が可能であった場合，直後に行う言語命令での成績に影響する可能性がある。それを回避するために言語命令から評価を行うことが望ましいと考える。

　言語命令では例えば「おいでおいで，をしてみてください」，「ハサミを持ったつもりでハサミを使う真似をしてください」などと指示する。ハサミといわずにハサミを単にみせて「これを持ったつもりで，これを使う真似をしてください」などもある。どのような指示で検査を行ったのか逐一記録しておくことを勧める。模倣命令では，「私の動作の真似をしてください」といった指示をし，その後模倣させる。ただし，例えばもし模倣命令時に『じゃんけんの「チョキ」』などと言葉を追加すると，意味を介して動作を再現しているのか，意味とは無関係に，動きを機械的に真似ているのかが不明瞭になるので，視覚的な教示と言語提示を重ねて提示しない方がよい。

　左右手の両方で検査を実施する。麻痺などのある手では，指示を正しく理解しているかどうかが判定しにくいことがある。そのため麻痺などのない，他の障害の影響を受けに

くい手を先に行うことが多い。左右手の検討は，逐一交互ではなく，一側で一連の動作課題（いくつかの動作）の後，他側を行うことが望ましい。道具使用動作のパントマイムの際には，道具やその使用対象物を視覚提示してもよいが，触れさせないことが重要である。

c. 判定について

i) 他の原因による成績低下

失行の判定にあたっては，課題動作がパントマイムの失行以外の諸症状によっても障害されうる点に留意する必要がある[10]。具体的には感覚障害（単独で動作は拙劣化しうる）や麻痺,拙劣症（肢節運動失行），間欠性運動開始困難，拮抗失行，あるいは視覚認知障害や構成障害の影響の他，意識障害，対象物の誤認，指示理解が不十分などの影響も受けうる。このうち感覚障害や麻痺,拙劣症（肢節運動失行），間欠性運動開始困難，拮抗失行は一側肢の動きに障害が生じるので，基本的に両手に生じるパントマイムの失行は，その点で鑑別できる（ただし脳梁損傷では，左手一側性にパントマイムの失行が生じるので注意が必要である）。その他の原因の場合には両側性に影響するので，他の検査などを実施して鑑別する必要がある。特に失語がある場合は，軽度でも動作に関する指示の理解は難しくなると考えた方がよい。

ii) パントマイムの失行を支持する所見

失行というと，上肢を思い通りに動かせない状況を想像する臨床家もおられるかもしれない。しかしパントマイムの失行では，検査場面でのパントマイムだけが障害される。パントマイムの失行をきたしていても，パントマイムの検査以外では上肢を随意に，適切に用いうる。検査で障害されていたのと同

じ動作（例えばバイバイなどの信号動作）も，日常場面では可能であるといわれている[11]。

パントマイムの失行の有無を判定するには，上述の他の原因による成績低下に加えて，パントマイムの失行特有の動作障害（障害の質的特徴）がみられること，またパントマイムの検査場面以外では，動作（手の動きなど）が保たれていることを確認する必要がある。

客体のある動作，ない動作，あるいは言語命令と模倣命令のどの場合でも，誤り方は2つのパターンからなるといわれている。1つは運動性（あるいは空間性）の錯行為と呼ばれる誤り方である[12]。これは運動内容が劣化してしまう誤り方であるが，正しい動作へ接近しようとしている様子は伺える。例えば櫛を使う動作の真似では，げんこつを作って頬部を叩く動作になったりする（頭に手を運ぼうとする様子が伺え，また単なる動作の拙劣化でもないことも伺われる）。もう1つは道具や物品の使用動作時にのみみられる誤り方で，これはbody part as object（BPO）あるいはbody part as tool（BPT）と呼ばれている[13]。被検者自身の手などの身体の一部を道具（物品）の主要な一部に見立てて動作を行うもので，例えば指を歯ブラシの軸，あるいは毛先に見立てて口に当て，指を上下あるいは左右に動かして歯ブラシの動きを再現するような動作である。これは歯ブラシを持つ手の形が再現されていないので誤りとされる。健常者でもBPOはみられるが，「持ったつもりで」と持ち方を強調して再現するように指示を徹底（理解障害に注意）すればBPOは消失する。BPOに対して，正しく持つ姿位を視覚的に示してもよい。BPOがみられ，BPOを回避して動作を再現するように繰り返し指示

してもBPOが消失しない場合には，パントマイムの失行の特徴的な誤りとしてのBPOであると解釈する。

　検査では，同一動作について，左右手での言語命令，模倣命令（2手×2命令）の，計4つの成績がある。この4つの可否が全て同じであれば，当該動作について障害あり/なしの判定はほぼ確かとなる。信号動作，道具使用動作でも障害あり/なしの判定が同じであれば，さらに確かとなる（ただし一方だけ障害ありの場合もありうる）。パントマイムの失行では，言語命令よりも模倣命令の方が，若干成績がよいのが通例である[9, 14, 15]。命令の違いによって成績が明確に解離する場合には，指示理解障害，視空間障害，視空間操作障害などが原因となって，見かけ上の成績低下を示している可能性もあるので，日を変えて繰り返し検査を実施してみるなど慎重に判定する必要がある。

　左右手ともに障害されるのが原則であるので，左右手間で成否が解離した場合には，前述の他の原因による成績低下の可能性を検討する。左右手で成績が解離するのは，パントマイムの失行以外の，一側性の動作障害による可能性があり，感覚障害や麻痺，拙劣症（肢節運動失行），間欠性運動開始困難，拮抗失行などが考えられる。ただし脳梁損傷例では，左手一側性にパントマイムの失行が生じるので，脳梁の損傷の有無も確認する。

　また先にも触れた通り，パントマイムの失行ありの人でも多くの場合，道具を把持しての使用動作は可能（すなわち使用の失行なし）である。そのため，パントマイムの失行を疑った場合に，「実際の使用は可能（すなわち道具を把持させると動作可能）」であ

ることを確認し，次にその場で道具を手から離させ，すぐ直後にBPOなどのパントマイムの失行での誤り方のパターンが出現すれば，パントマイムの失行ありと判定する有力な根拠となる。勿論これは使用の失行ありの例では活用できない。

2）責任病巣

左半球損傷時に，両手に出現する。特に古典的には左頭頂葉が責任病巣とされていて，これは筆者らの臨床経験とも一致する。しかし，Goldenberg[16]は左前頭葉（下前頭皮質とその近傍の島および中心前回皮質）を責任病巣としているなど，責任病巣は未だ確定していない。脳梁損傷時に，左手一側性に出現しうることは確かである。

③ パントマイムの失行の発現機序について

2007年にTessariら[4]は，「模倣」動作を実現するには，「提示された動作を，単に機械的に真似るための処理経路（無意味動作の経路であり彼らは直接経路と呼ぶ）」と，「提示された動作の意味を判断し，その意味を介して動作を解発する処理経路（意味のある動作の経路であり，彼らは意味経路と呼ぶ）」があるとした。通常は無意味動作では直接経路が，意味のある動作では意味経路が用いられるが，1つの課題の中で，無意味な動作と意味のある動作の両者を混ぜて連続して行わせると，全て直接経路で処理されるとした。De Renziの検討では，無意味，有意味な動作を混ぜて評価していたためにこの現象が生じ，両者の成績に差が出なくなってしまったのだと説明している。以後この2重経路の考えが主流になっている。Goldenberg[16]は，直接経路は左頭頂葉にあるとしている。

Ⅱ. 使用の失行

❶ 使用の失行とは

　パントマイムの失行の項で述べた通り，古典的には，行為・動作実現には3つのフェーズがある。このうち本稿でいう使用の失行（すなわち以前の観念失行）は設計図の作成能力の障害と考えられていた。そのため課題が複雑な方が症状を検知しやすいとされ，複数物品の操作で，その障害はより顕著に観察できるとされていた。しかしその後，1928年にMorlaàsが，使用できないのは設計図の作成能力の障害によるのではなく，物品（道具）の「使用法の失認」によるとした[1, 14]。複数物品の操作よりも，物品（道具）の単一での操作が重視されるようになったのである。さらにその後，De Renziが1988年に「使用法の失認」ではなく，より具体的に「使用法の健忘」と表現した。このことにより，単一物品の使用障害が研究されるようになり，使用の失行は，単一物品の使用障害という考えが主流となった。そして最近では，物品の中でもより限定的な，道具で生じる使用障害と捉える向きがある。ここから本稿の使用の失行の話は始まる。

❷ 使用動作の評価

1）検査・判定方法の例

a. 評価する動作

　使用の失行で障害される動作が，果たして道具の使用動作なのか，あるいはより意味の広い物品の操作動作なのか，あるいはこのうち道具の使用動作が障害される場合，道具とはどんな特性を持っているものをさすのか，これまでよく議論されずにきた経緯がある。古典的には物品という表現が多かったが，最近では道具という表現が多くみられ，

この問題に対して明確な回答はなく，今後の検討が待たれるところである。まず道具と物品を定義すると以下のようになろう。

　道具は，ハサミや金槌，ドライバーなど，力学的・機械学的な関係（例えば作用・反作用が働く関係）を利用し，目的に応じて対象に作用する物品と想定する。そうすると，例えばペットボトル（蓋つきの容器）はどうなるか。ペットボトルは容器と蓋からなるが，この場合，蓋は容器側に作用するものであり，容器との関係に力学的・機械学的な関係が成立している。そのため，蓋は道具とみなしえよう。一方，部屋の電灯のスイッチ，あるいはもっと複雑な，例えば電気的装置であるリモコンなどは，ボタンごとに機能が割り当てられていて，どのボタンの場合も動作は同じ「押す」である。動作に支えられているというよりも，ボタンごとの機能に関する知識に支えられたものであるので，これらは道具には含めないことにする（物品）[17]。机や椅子も使用の対象が不明確であり，本稿では道具とせず，物品とする。

　物品は道具も含む包括的な用語である。物品は，特定の目的のために意匠された，あるいは準備された物体であるが，道具以外の物品は，その物品が作用するような対象がないもの，あるいは明確でないものとする。

　筆者は後述する検討から[9]，使用の失行例で障害されるのは道具であると考えている。また検査では，使用動作が特異であり，動作をみればどの道具の使用動作かがすぐにわかるようなものを用いると判定しやすいと考える。

　使用（あるいは操作）動作は，到達動作・把持動作・把持後の使用動作という3つの異なるフェーズからなる。把持後の使用動作が重要であることは疑う余地はないが，到達動作・把持動作を評価に含めるか否かは，あまり議論さ

	道具の使用課題		
	道具（物品）への 到達動作・把持動作	道具の把持の 有無	道具が作用を及ぼす 対象物の有無
実使用	動作あり	道具あり	あり
デモンストレーション	動作あり	道具あり	なし

【図2】使用の失行の評価課題

れていない。しかし到達・把持動作のフェーズと，把持後の使用動作のフェーズは，それぞれ異なる機構が関与している可能性もある[18〜20]。検査では到達動作・把持動作・把持後の使用動作も全て通して遂行してもらい，評価の際に，到達動作・把持動作・把持後の使用動作に区分して評価すれば，どの考え方にも対応できる。

なお，使用の失行と古典的に考えられていた，複数物品の系列的使用の障害は，いわゆる前頭葉機能とも関連する障害の可能性があり，現在では使用の失行の症状とは考えないことの方が多い[21]。

b. 実施条件

どの指示の仕方の場合でも，指示内容（ここで使ってみせる）を理解していること，道具が何かを理解していること，道具を使用する動作を評価する課題であることが被検者に伝わっているかどうかに留意する。最も重要な点は，道具はみせるだけでなく，実際に把持させて評価する点である。道具は把持させるが，道具が作用を及ぼす対象物は提示しない状況（以下，デモンストレーション）で評価する方法と，道具も道具が作用を及ぼす対象物も提示・利用する状況（以下，実使用）で評価する方法の2つがある（図2）[6,7]。例えば金槌の使用について金槌は把持させるが，釘は用いないで使用動作をさせるのがデモンストレーション，金槌も釘も使って使用動作をさせるのが実使用と

➲KeyWord
＊デモンストレーション
道具は把持しているが，道具の使用対象は用いずに使用動作を行うことを表す。

➲KeyWord
＊実使用
道具を把持し，かつ道具の使用対象も用いて，日常と同じように使用動作を行うことを表す。

なる。デモンストレーションの成績と，実使用の成績が解
離するとの報告[22]もあるので，可能であれば両方実施す
るのがよい。ただし，筆者は次に示す鑑別症候に関する知
見から，デモンストレーションが使用の失行をみるのに適
していて，実使用では失行以外の要因による使用動作の障
害を検知する課題となっている可能性があると考える。

　また，道具を自発的に把持しない場合には，検者が徒手に
て，被検者に道具を持たせ，その反応をみる状況も作ってみ
る。自ら到達・把持動作できないが，把持させると使用動
作が可能となるような，特殊な例があるためである[18〜20]。

c. 判定について

　i) 他の原因による成績低下

　　　使用の失行課題は，感覚障害（体性感覚障害単独で
　　も動作は拙劣化しうる），麻痺，拙劣症（肢節運動失
　　行），視覚認知障害や構成障害，間欠性運動開始困難，
　　拮抗失行，対象の誤認や，意識障害などによっても
　　障害されうる[10]。また失語による理解障害によって
　　課題が成立していない場合もあるので注意が必要で
　　ある。このうち感覚障害や麻痺，拙劣症（肢節運動失
　　行），間欠性運動開始困難，拮抗失行は一側の動きに
　　障害が生じる。これに対し使用の失行は，検査を利
　　き手で行う場合でも，利き手でない手で行うという
　　非日常的な場合でも障害されるので，その点で鑑別
　　できる。両側性に障害されるその他の原因の場合に
　　は，使用の失行課題とは別の検査などを合わせて実
　　施し，鑑別する必要がある。

　ii) 使用の失行を支持する所見

　　　使用の失行は，使用動作を行う際にみられる障害
　　である。使用の失行の場合，使用動作は検査場面でも，
　　日常場面でも原則同じように障害される。ただし日

常場面の方が，動作のヒントとなる情報が多いことがあるので，そうした情報を検者が考慮して実施する必要がある。使用動作以外の，物品の受け渡しなど，普段の他の動きは随意に可能である。

使用の失行では，基本的に他の道具（あるいは物品）の使用法（操作法）と間違う（置き換わる）ような誤り方（意味性の錯行為）に特徴があるとされる。また道具の使用動作は後述するように，パントマイム，デモンストレーション，実使用となるにしたがって成績が改善する傾向にあるのが通常である。すなわち使用の失行では，原則パントマイムの失行を併存している[9, 15]。パントマイムの失行がみられることを確認することは，使用の失行ありと判断するための有力な手がかりになる。

2) 責任病巣

左半球頭頂葉損傷で両手に出現する。

❸ 使用の失行の鑑別症候

従来，使用の失行の特徴的な誤り方と分類されていたものの1つを取り上げ，この症状を失行から外すことを提案したい[12, 23〜25]。

ここではデモンストレーションではなく，実使用について考える。実使用には3つの異なる「もの」が関与している。すなわち「手」，「道具」，そして道具を接近させ作用させる「対象物の（特定の）部位」である。この3つの動くものの間には，2つの連結関係をみることができる。すなわち『「手」-「道具」』と，そして『「道具」-「道具が作用を及ぼす対象物の部位」』である（図3）。この2つの連結関係に属するそれぞれの情報を全て獲得していなければ，道具を

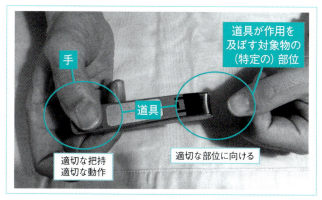

【図3】『「手」-「道具」』と『「道具」-「道具が作用を及ぼす対象物の部位」』という2つの連結関係の例

正しく使うことはできない。『「手」-「道具」』関係は道具の「持ち方」や「使用動作」が生じる関係であり，これらが障害されると，持ち方がおかしかったり，使用動作を誤ることになる。『「道具」-「道具が作用を及ぼす対象物の部位」』関係は，道具を使用対象のどこ（部位）に向けるかの関心領域であり，その場所（部位）を想起できないと，道具を誤った場所（部位）に向けて行う異常が出現する。例えば，爪切りを爪以外の場所に向けて爪を切る動作を正しく行っている，というような異常である。この『「道具」-「道具が作用を及ぼす対象物の部位」』で起こる異常は，『「手」-「道具」』の異常と同様に，使用の失行の誤り方の1つのパターンとされていた。しかし，これは道具をどこに向けるかという対象部位に関する知識の想起障害といえる。動きは正しく行われ，さらに使用動作とは異なる連結関係（『「道具」-「道具が作用を及ぼす対象物の部位」』）で生じる異常であることから，使用の失行とは別に扱う方が合理的と考える。

ここで脳梗塞の4例（症例A 60代女性，症例B 80代女

【表1】各例でみられた使用の対象部位の誤り

症例	道具	単一か複数の系列的使用か	道具の持ち方	使用動作	使用の対象部位の誤り	検査中に使用動作を誤った道具（使用の失行関連症状）	パントマイムの失行
A	櫛	単一使用	○	○	あり（肩）	ハサミ（動かさない）	軽度あり
	ハサミ	単一使用	×	×	あり（頬）		
	爪切り	単一使用	○	○	あり（第1関節）		
	やかん	系列使用	○	○	あり（やかんの口から出る湯を、急須ではなく、手を皿代わりにして受けようとする）		
B	マッチ	単一使用	○	○	あり（箱の中 [他のマッチめがけて]）	ドライバー（何かをほじり出すような動作）	なし
C	爪切り	単一使用	○	○	あり（机に立てた形で上下に動かす）	ナイフ（フォークのように使う動作）	なし
D	やかん	系列使用	○	○	あり（湯を急須ではなく、茶筒に入れる）	なし	なし
	糊	系列使用	○	○	あり（封筒ののりしろの表側に糊をつける）	なし	なし

○：正しい，×：誤り

性，症例C 60代女性，症例D 70代男性）を紹介する。症例A, B, Cは超皮質性感覚失語，症例Dは伝導失語であったが，いずれも軽度であり，使用動作の検査実施に支障はなかった。検査の使用手は右手（全例右利き）で，使用動作の検査に支障の出るような，麻痺，感覚障害，視空間（操作）障害も認めなかった。レーヴン色彩マトリックス検査はそれぞれ9, 8, 24, 31/36であった。

これら4例に対して，実使用課題を約10個の道具について行った。その動作結果から，道具の「持ち方」と「動き」，「道具を作用させる対象物の部位」の3つに着目した。使用の対象部位の誤りがみられた道具，あるいは「動き」を誤った道具について結果を表1に示した。なお「道具を向けるべき対象部位」の正誤の判定は，明らかに異常と判断できる現象だけ誤りとして抽出した。

使用の対象部位の誤りがみられた道具についての検査時の様子をみてみると，症例Aでは，櫛，爪切り，やかんで，

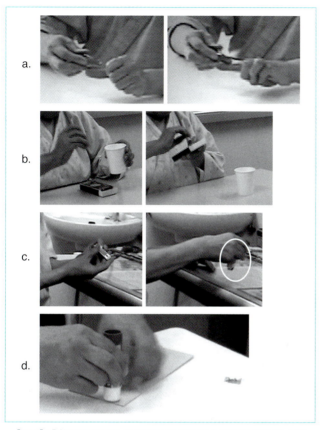

図4
a：【症例A】爪切りを指の第1関節にあてている。持ち方や使用動作は正しい。
b：【症例B】マッチの軸をコップに向けてする動作を行おうとしたり（左），マッチの箱の中に向けてすろうとする（右）。マッチの持ち方や使用動作は正しい。
c：【症例C】爪切りを机に向けて使おうとする。持ち方や使用動作は正しい。
d：【症例D】糊を封筒の誤った位置に塗る。持ち方や使用動作は正しい。

【図4】「道具を作用させる対象物の部位」の想起障害の4例

持ち方，使用動作ともに正しく行えているのに，使用の対象部位の誤りがみられた。このうち爪切りの使用の様子を図4aに示した。写真左では，爪切りを正しく持ち，動きも正しいのに爪切りの刃を当てる場所が，左手親指の第1関節付近であり，写真右では人差し指の第1関節付近になっている。同様に図4bでは症例Bがマッチを使おうとしている様子である。マッチを正しく持ち，動かし方も正

しいが，マッチをする場所が誤っている。最初は紙コップに向けて行おうとし，次にマッチの箱の中（他のマッチ棒が収められた場所）に向けてする動作を行った。本人は「点かないね」と話していた。図4cは症例Cが正しく爪切りを持っているが，机に向けている様子を示している。図4dは症例Dが封筒の誤った場所に糊を付けている様子である。

これらは，「道具を作用させる対象物の部位」を誤った結果生じた症状とみなすことができ，どこに向かって動作をすべきか，知識（意味記憶）の想起障害とでもいえる病態にもみえる。文献的には道具の知識の障害には，概念失行という考えがある[26]。しかし概念失行でいわれているような，障害の内容が概念全般に及んでいるわけではなく，より限定的であることから，より具体的に「対象の操作部位が想起できない病態（対象の操作部位想起障害）」との表現の方が適切と考える。

なお，症例Aを除く3例ではパントマイムの失行を伴っていなかった。先に指摘した通り，使用の失行では通常，パントマイムの失行を伴う。この点も使用の失行の特性には合わない。

Osiurakら[27]は，筆者らと同様に，手と道具の関係（hand-centered）と，道具と対象物との関係（tool-centered）の2つに分解し，かつ後者は機械学的な知識に関わる機構によって支えられているとしている（図5）。道具の使用動作を2つの連結関係に区分して分析する視点は，使用の失行例の症状分析などに有用かもしれない。

最近，認知症においてリモコンの操作障害が注目されることがある[28]。リモコンの操作障害が，どのボタンを押すのかという知識を思い出せないことに起因するのであれば，これは（道具ではなく）物品操作に生じた「対象の操

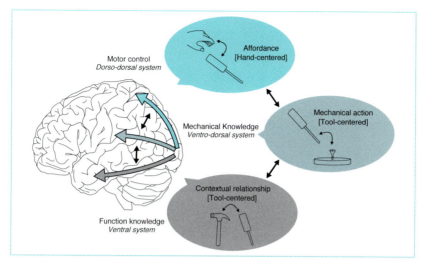

【図5】Osiurakらの示した2つの連結関係と脳領域との関係を示した図
(Osiurak F, Rossetti Y, Badets A : What is an affordance? 40 years later. Neurosci Biobehav Rev, 77 : 403-417, 2017より引用)

作部位想起障害」とみなせるのかもしれない。

なお，症例BのMRI画像を図6に示す。4例の病巣を概観するとばらつきはあるが，全例左半球頭頂葉領域に病変がみられていた。

● 使用動作のパントマイム，デモンストレーション，実使用の関係

道具をパントマイム，デモンストレーション，実使用の各条件で使用させた場合，これら3つの条件での使用動作の内容はほぼ同じである。ところがパントマイムの失行例では，使用の失行などの要因が加わらない限り，パントマイム課題で障害されていた使用動作が，デモンストレーションになると可能になる[9]。同じ動作を再現するパントマイムとデモンストレーションの間で，どの条件が異なる

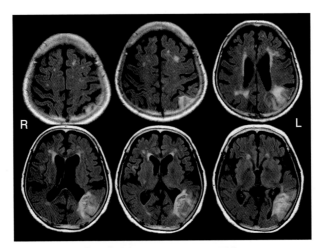
【図6】症例BのMRI FLAIR画像

ために成否が別れるのだろうか。異なるのは，道具に関する視覚的情報と，道具を把持することで得られる体性感覚である。どちらかが鍵となってデモンストレーション課題で動作が改善した可能性がある。そこでWadaら[9]（筆者ら）は，このうち持つことで得られる体性感覚が重要である可能性を想定し，次のような評価を行った。すなわち，脳血管障害によるパントマイムの失行例に対し，「視覚的形状は異なるが，把持感覚は道具とほぼ同じもの」，例えば金槌の場合には，金槌の把手に類似したスティックを持つことで，デモンストレーションと同様の改善がみられるかどうかを検討した[9]。その結果，パントマイムで障害されていた動作が，全例スティックを持つことでデモンストレーションと同様のレベルにまで改善した。以上より筆者らは，道具を把持することで，道具から得られる体性感覚がトリガーとなって適切な使用動作が選択・駆動されると考えた（図7）。

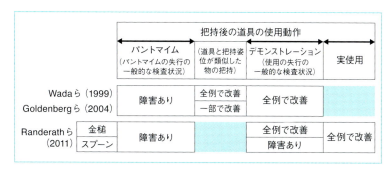

【図7】各種条件下での道具使用動作の成績

パントマイムとは,「道具把持なし＋道具の使用対象なし」での動作,デモンストレーションは「道具把持あり＋道具の使用対象なし」での動作,実使用は「道具把持あり＋道具の使用対象あり」での動作をさす。

　同様の改善をGrahamら[29]は皮質基底核変性症で報告している。この2つの研究を受けて,Goldenbergら[15]は,Wadaら[9]と同様に,「視覚的形状は異なるが,把持感覚は道具とほぼ同じもの」を把持した際の成績と,道具のデモンストレーション課題の成績を再度,比較検討した。その結果,彼らは道具の把持後に,動作が顕著に改善する例は少数であり,触覚そのものでは必ずしも全例で改善がみられないとし,Wadaらの意見に異を唱えている(図7)。

　さらに彼らのグループ[22]は,左半球損傷25例に対し,金槌(1つ目のタイプの道具)の使用動作と,眼前左の器に注がれている紅茶をスプーン(2つ目のタイプの道具)ですくって右の器へ移す動作の2つを比較検討した。そこではこれらの動作を①パントマイム(金槌やスプーンをみるが,触らない),②デモンストレーション(金槌やスプーンを把持するが,対象[釘と紅茶]は提示しない),③実使用動作の3つの課題を行った。その結果,金槌とスプーンともに,①パントマイムでは障害されていた。金槌(1つ目のタイプの道具)は②デモンストレーションで全例

動作可能となったが，スプーンは②デモンストレーションでは改善せず，③実使用で初めて全例可能となった（図7）。彼らは道具を用いる際の，これら条件の違いが道具使用の機転に影響するとした。スプーンはたしかに一般的な意味での道具ではあるが，スプーンと紅茶は機械学的な対応関係を持たず，本稿でいう道具とはやや異なる側面を持つ物品の可能性がある。逆に金槌を本稿でいう道具とみなせば，金槌でのデモンストレーション（Wadaらが行っている道具の使用課題に相当）で全例改善した結果は，先に示したWadaら[9]の研究結果を認める知見にもみえる（スプーンは本来の使い方といえるか吟味が必要であろう）。

⑤ 使用の失行の発現機序について

Goldenbergら[15]は，使用の失行の発現機序として重要なのは触覚も含めた，道具そのものから得られる「アフォーダンス（affordance）」であるとしている。彼のいう「アフォーダンス」は，視覚や体性感覚といった感覚入力と運動とのカップリングによって行為・動作発現を誘発する機構のようである。現在では使用の失行は，こうした「アフォーダンス」という用語を用いて説明されることが多くなっている。「アフォーダンス」は，知覚心理学者（perceptual psychologist）であるGibsonが，1979年に提唱した概念である。その後この用語は，生態心理学（ecological psychology），失行研究を含めた神経科学（neuroscience），ロボット工学（robotics）の各分野で活用されている。このうち失行研究で用いられる場合の「アフォーダンス」の意味は，均一ではなく研究者によって用い方がかなり異なる。また，アフォーダンスとは別の障害を，使用の失行の発現機序と想定している研究者もいる[30]。使用の失行の発現機序についての研究は，急速に

変貌しつつあるが，より具体的な機序の解明が待たれると
ころである。

文　献

1) 中川賀嗣：失行とは何か（失行の現況）．神経内科, 68 (Suppl 5)：279-288, 2008.
2) 秋元波留夫, 大橋博司, 杉下守弘, ほか, 編：神経心理学の源流 失行編・失認編. 創造出版, 東京, 2002.
3) De Renzi E, Motti F, Nichelli P：Imitating gestures：A quantitative approach to ideomotor apraxia. Arch Neurol, 37：6-10, 1980.
4) Tessari A, Canessa N, Ukmar M, et al.：Neuropsychological evidence for a strategic control of multiple routes in imitation. Brain, 130：1111-1126, 2007.
5) Poeck K：Klinische Neuropsychologie. Georg Thieme Verlag Stuttgart, New York, 1982（濱中淑彦, 監訳, 波多野和夫, 訳：臨床神経心理学. 文光堂, 東京, 1984）.
6) 日本高次脳機能障害学会（旧 失行症学会）：改訂第2版標準高次動作性検査. 新興医学出版社, 東京, 2003.
7) WAB失語症検査（日本語版）作成委員会（代表：杉下守弘）：WAB失語症検査 日本語版. 医学書院, 東京, 1986.
8) 山鳥 重：神経心理学入門. 医学書院, 東京, 1985.
9) Wada Y, Nakagawa Y, Nishikawa T, et al.：Role of somatosensory feedback from tools in realizing movements by patients with ideomotor apraxia. Eur Neurol, 41：73-78, 1999.
10) 中川賀嗣：失行と行為・動作障害の検査. 神経心理学, 30：116-124, 2014.
11) 中川賀嗣：失行における日常的行為と検査成績. 神経心理学, 30：185-194, 2014.
12) 中川賀嗣：失行症—「みること」「さわること」とのかかわりへ—. 高次脳機能研究, 29：206-215, 2009.
13) 中川賀嗣：観念運動失行. Clinical Neuroscience, 31：822-827, 2013.
14) 中川賀嗣：失行. 神経内科, 65：259-267, 2006.
15) Goldenberg G, Hentze S, Hermsdörfer J：The effect of tactile

feedback on pantomime of tool use in apraxia. Neurology, 63 : 1863-1867, 2004.

16) Goldenberg G : Apraxia and the parietal lobes. Neuropsychologia, 47 : 1449-1459, 2009.

17) 中川賀嗣, 大槻美佳, 井之川真紀 : 使用失行の発現機序について. 神経心理学, 20 : 241-253, 2004.

18) 中川賀嗣 : 動作における「大脳内側面・底面（眼窩面）」の役割. 神経心理学, 33 : 251-262, 2017.

19) 中川賀嗣, 大槻美佳, 舘澤吉晴, ほか : 新たな失行型？ ―到達・把持動作の選択的障害―. 高次脳機能研究, 30 : 176, 2010.

20) 中川賀嗣 : 臨床失行症学. 高次脳機能研究, 30 : 10-18, 2010.

21) Heilman KM, Valenstein E, eds : Clinical Neuropsychology. 5th Ed, Oxford University Press, New York, 2012.

22) Randerath J, Goldenberg G, Spijkers W, et al. : From pantomime to actual use : How affordances can facilitate actual tool-use. Neuropsychologia, 49 : 2410-2416, 2011.

23) 中川賀嗣, 大槻美佳, 松本昭久, ほか : 呼称可能な単一道具の使用障害の一例. 神経心理学, 22 : 294, 2006.

24) 中川賀嗣 : 失行の新しい分類とADL障害. MB Med Reha, 99 : 23-35, 2008.

25) 中川賀嗣 : 概念失行, 使用失行, パントマイム失行など―新たな可能性―. 神経内科, 68 (Suppl 5) : 301-308, 2008.

26) Ochipa C, Rothi LJ, Heilman KM : Conceptual apraxia in Alzheimer's disease. Brain, 115 : 1061-1071, 1992.

27) Osiurak F, Rossetti Y, Badets A : What is an affordance? 40 years later. Neurosci Biobehav Rev, 77 : 403-417, 2017.

28) 近藤正樹, 手塚陽子, 水野敏樹 : アルツハイマー型認知症における日用物品使用調査と「リモコン使用課題」の検討. 神経心理学, 34 : 74-82, 2018.

29) Graham NL, Zeman A, Young AW, et al. : Dyspraxia in a patient with corticobasal degeneration : the role of visual and tactile inputs to action. J Neurol Neurosurg Psychiatry, 67 : 334-344, 1999.

30) Osiurak F : Apraxia of tool use is not a matter of affordances. Front Hum Neurosci, 7 : 890, 2013. https://www.frontiersin.org/articles/10.3389/fnhum.2013.00890/full

第Ⅱ章 行為と動作障害の症候学

前頭葉や脳梁の損傷による動作の障害：
道具の強迫的使用と拮抗失行を中心に

大阪大学大学院連合小児発達学研究科行動神経学・神経精神医学寄附講座,
東北大学名誉教授　森　悦朗

> **臨床に役立つ　ワンポイント・アドバイス**
> One-point Advice
>
> 　運動前野や補足運動野を含む前頭葉損傷では，運動の制御の異常が生じる。運動維持困難や運動開始困難に加え，一方の手が意志に反して勝手に動き，もう一方の手は意志通りに動く，本能性把握反応，運動保続，拮抗失行，道具の強迫的使用などの左右手の解離性運動抑制障害がみられる。眼前のものを両手で何となく使用する利用行動は，動作の水準ではなく，外在刺激に対する個体全体の対応に関する異常であり，道具の強迫的使用とは区別される。拮抗失行は脳梁離断の際に生じ，左手が患者の意志に従わず，非協力的，著しいときには逆目的に動き，運動が中断するか反復して行為が完遂できない状態をいう。これら左右手の解離性運動抑制障害を含めた意志に従わない手の運動は「他人の手徴候」と呼ばれるが，「他人の手徴候」の定義は混乱しているので，その使用には注意を要する。

はじめに

　前頭葉の機能の中で重要なものの一つに運動の調節がある。運動最終共通路の起始となる一次運動野（Brodmann 4野）は中心前回にあり，一次運動野の前方内側には運動前野（Brodmann 6野）があり，内側部には補足運動野（Brodmann 6野と8野の一部）がある。両者は運動のプログラミングに重要な領域で，二次運動野と呼ばれる。一次

および二次運動野の前方に位置する広範な前頭葉皮質は前頭前野（前頭前皮質）と呼ばれ，Brodmannの9～12，45～47野に相当し，系統発生的に最も新しい領域で，意欲，感情，推論，意志決定などの高次な精神機能の中枢でヒトの行動に関与する。また優位半球の下前頭回の弁蓋部と三角部はBroca野（Brodmann 44, 45野）である。運動野の損傷では運動麻痺が生じ，運動前野や補足運動野を含む前頭葉損傷では，動作あるいは行為の開始，転換および維持に異常が生じる。前頭前野の損傷では個体としての行動の異常が生じる[1, 2]。前頭葉の内側面の損傷では，同時に脳梁の損傷を伴うことが多く，症候の発現には両者が関わっていることがある。この稿では，運動前野や補足運動野，および併存する脳梁の損傷によって生じる動作の障害におおむね限定して解説する。

Ⅰ. 運動の開始と維持の障害

要素的運動感覚障害がないのに，運動あるいは行為の開始が困難または行為の維持が困難な状態は前頭葉損傷でしばしばみられる[1]。

① 運動維持困難（motor impersistence）

一定の運動を持続して維持することができない状態をいう[3]。視線を中央に固定したり，側方，特に麻痺側へ向けて維持できない。また，開口状態，挺舌状態，長い発声，上肢の挙上を維持することなども困難となる。発現機序として，運動感覚のフィードバックの障害，注意維持の異常，本能的反応（本能的凝視反応，本能的探索行動など）の解放などが考えられている。責任病巣として右前頭葉が有力で，Brodmann 6, 8野を中心とする領域，前頭葉とその皮

質下構造，前頭葉弁蓋部と深部白質基底核，などがあげられている。Fisher[3]は運動維持困難は右半球症状であるのに対し，運動保続は左半球症状ではないかという興味深い意見を述べている。

② 運動開始困難

　山鳥は，生得的，またはすでに準備状態の完了している運動に関わる異常で，自動的には可能な運動が意図的には開始できない状態と定義し，例として開眼，閉眼，歩行の開始困難をあげた[4]。これらは従来失行の範疇で論じられてきたが失行の古典的概念にはおさまらない。

　開眼失行と閉眼失行は，反射的には問題がないのに意図的に開眼や閉眼ができない状態をいう。失行と冠されてはいるが，開眼あるいは閉眼という特定の運動のみ，しかも生得的な運動に現れる異常である。これらは運動執行の開始に異常があり，開眼あるいは閉眼してしまえば，それを維持していることは可能である。仮性球麻痺，錐体外路障害などでも生じるが，開眼失行はBroca失語，つまり左運動前野の損傷に伴って生じることがあり，閉眼失行はBrodmann 8野を含む右前頭葉，右前頭葉内側面の損傷で生じるとされている。

　歩行失行は，広範な両側前頭葉損傷，例えば水頭症や脳腫瘍，で生じる特徴的な歩行障害であり，筋力低下，筋緊張異常，運動失調，知覚障害など要素的運動感覚障害によるものではないことから以前は失行性であるとされてきた。歩行開始がきわめて困難で最初の一歩が出にくい。次のステップを出すのにも時間がかかり，小歩，すり足を示す。歩行は視覚的手がかり，リズミカルな掛け声で改善する。患者が仰臥した状態や座った状態で下肢を動かすこと，例えば自転車のペダルをこぐ動作など，は自由にできる。

歩行開始までに時間がかかること（筋電図放電までの潜時の延長）を特徴とすることから，運動開始の異常と考えられている[4]。

運動無視は，麻痺がないにも拘らず損傷と反対側の肢を使用しない現象をいう[5]。障害は通常上肢の方が強く，右半球損傷に多い。前頭葉内側面の損傷後に生じることが多い。頭頂葉や視床の病変でも運動無視が生じ，半側の注意障害の関与が考えられている。しかし前頭葉損傷によるものと頭頂葉や視床病変によるものとの性質や発現機序が同じか否かには議論がある。運動無視に類似した現象が右前大脳動脈領域梗塞例で，拮抗失行に伴ってみられることもあり，これらは拮抗失行の不全型，あるいは共通の背景を持った症候とも解釈できる。拮抗失行に伴って一時的な左手の意図的運動の停止がみられることがあり，間歇性運動開始困難と呼ばれている。このような例では右前頭葉内側面の損傷に加えて，脳梁前半部の損傷も異常の発現に関与している可能性もある。

Ⅱ. 運動・行為の抑制障害

一方の手が意志に反して運動し，もう一方の手は意志通りに動くという運動異常は，左右手の解離性運動抑制障害としてまとめられ，本能性把握反応，運動保続，拮抗失行，道具の強迫的使用，左手に出現する無目的な不随意運動，のサブタイプに整理できる[1]。

❶ 把握反射と本能性把握反応

病的把握は把握反射と本能性把握反応に分類できる[6]。把握反射は手掌に加えられた動的な刺激で誘発される指の屈曲・内転筋群と手首の屈曲筋群による常同的把握運動で

➡ KeyWord
＊拮抗失行
脳梁離断の患者で，左手が意志に従わず，非協力的，逆目的に動くという症候。

➡ KeyWord
＊左右手の解離性運動抑制障害
一方の手が意志に反して勝手に動き，もう一方の手は意志通りに動く症候の総称。

➡ KeyWord
＊道具の強迫的使用
左前頭葉・脳梁膝部損傷で，右手が眼前に置かれた物を意志に反し使用してしまうという症候。

あり，姿勢反射に相当する高度に統合された反射である。一方，本能性把握反応は手掌への静的刺激により誘発される緩徐な把握運動である。刺激に対しより接触を深めようとする指の閉鎖が中核であるが，強い本能性把握反応の場合は，刺激を取り去ろうとするとそれを追ったり（磁性反応），それを探索する（探索反応），そして刺激を取り去ろうとしたとき把握が更に強まる（罠反応）。また触覚刺激のみならず視覚刺激だけで探索・把握運動が生じ，患者の手が刺激を追い求めることもある（視覚性探索）。把握反射と本能性把握反応は一方だけが出現することもあるし同時に出現することもある。把握反射は意志によって抑制することは不可能だが，本能性把握反応はある程度は抑制可能である。対側性の本能性把握反応は前頭葉内側面（Brodmann 8および24野）の病巣で生じ，局在価値が高い。脳梁膝部の損傷も把握の強さや性質に関係しているという意見[7]もあり，更に両手間の協調に問題が生じているとすると脳梁病変が関与している可能性が高い。

❷ 運動保続

単純な動作を不随意に反復し，意図的に止められない状態をいう[8]。運動は不随意に始まったものであることもあるし，命令に応じて意図的に始めたものであるときもある。把握反射，本能性把握反応を必ず伴っている。右手で，指をこすり合わせる，寝具を撫でたり叩いたりするという運動が自然に始まり，左手で押さえるまで続く。また，命令に応じて開始した机を指で叩くという運動を止めることができない。ナイフやフォーク，櫛，電気剃刀を使うなど，より複雑な動作を右手が意志に逆らって続けてしまう例の記載もある。責任病巣は前頭葉内側面を含むものと考えられる。しかし，脳梁前部の損傷の関与も否定はできない。

また，優位側病変での報告が多い。運動保続は運動要素を次々と切り換えて運動系列を進行させていく機能の障害であると考えられ，この機能に関して前頭葉内側面が重要な役割を果たしている。

❸ 道具の強迫的使用

右手が眼前に置かれた物を意志に反し強迫的に使用してしまい，左手が意志を反映してこの運動を押さえる[9]。我々がこの症候を「道具の強迫的使用」と名付けて報告して以来，わが国では同症候を示す例の発表が続いている。道具とその使用運動という興味深い関係には気付かなかったようであるが，Goldbergら[10]の報告した2症例のうち2例目にも明らかにこの現象がみられている。

患者の前に櫛を置いた場合，右手は意志に逆らってこれを持ち髪をといてしまう。道具を使用しないでいるためには左手が櫛を取り上げるか左手が右手を押さえなければならない。開始された行為は左手による抑制が成功するまで続くので，この点に注目すれば運動保続とも解釈できる。食品が対象となっている場合はこれを口に運び食べることもある。患者にとって非日常的である物品は把握するのみで使うことはない。閉眼状態で，触覚的に物品を認知できた場合にも誘発される。両手を使用しなければならない物品や動作の場合，左手は必ず抑制的動きを示すが，ときに右手に協力するような動きをすることもあることが報告されている。患者はこの様な異常行動に対し，「右手が勝手に動いてしまう」ことを訴えることもあるが，「そうしたかったから」と合理化する，または返答をしない，あるいは笑い出す，など必ずしも右手の非所属感や運動の不随意性を訴えるとは限らない。右手には必ず強い把握反射や本能性把握反応を伴っている。その他右手には運動拙劣症も

みられ，左補足運動野損傷時にみられる，発語開始困難，自発語減少，小声，短いフレーズを特徴とする言語障害ないしは超皮質性運動失語を伴っていることが多い。しかし，左手に脳梁離断症状（一側性観念運動失行，失書，触覚性命名困難など）を伴った例の報告はない。

Lhermitte [11] は前に置かれた道具類を使ってしまうという現象を利用行動（utilization behavior）と呼んで報告している。道具の強迫的使用と類似し関連性も考えられるが，強迫性はなく，命令による抑制は可能で，両手による個体全体の行動である点で異なっている。利用行動は外的刺激に対する被影響性の高まった状態，環境に対する依存性の亢進の現れと考えられている。我々は，道具の強迫的使用は個体の中での行為の統合に関する異常で，左右手の運動能力の解離として現われたもので左右手の解離性障害（disjunctive hand sign）の一つであると考えている。一方，利用行動は外在刺激に対する個体全体の対応に関する異常で，主体と外在刺激の相互関係の異常として現れたもので行為抑制障害（disinhibitory behavior）に属するものと考えている [12]。

道具の強迫的使用は左前頭葉内側面（前部帯状回，補足運動野を含む）と脳梁膝部を病巣とする，左前大脳動脈領域の梗塞で生じている [8]。道具の強迫的使用は病的把握現象の延長線上にあるもので，運動の抑制機構の障害により本能的な把握運動のみならず学習された行為レベルの運動パターンが解放されたものと考えることができる。視覚刺激および病的把握現象による接触刺激により左半球に蓄えられている道具使用に関する高次の運動記憶が賦活され，この運動記憶の触発を抑制する機構が機能しないために実際に道具を使用してしまうのであろう。この運動行為は普通の状態では（脳梁前半部経由の）右半球からと左半球（前

頭葉内側面）から二重の抑制を受けていて，道具の強迫的使用はこれらを損傷する病変により両方から脱抑制された結果であると考えられる。

❹ 拮抗失行（diagonistic dyspraxia）

拮抗失行は外科的脳梁離断術を受けた患者において，企図された右手の運動に触発されて，左手が患者の意志に従わず，非協力的，著しいときには逆目的（行動両手間抗争：intermanual conflict）に動き始め（すなわち，左手の運動は右手と同じ範疇に属する運動），運動が中断するか反復して行為が完遂できない状態をいう。Akelaitis[13] が外科的脳梁離断術を受けたてんかん患者2例においてそれまで観察されたことのない特異な行動異常を拮抗失行と名付けて報告した。彼の定義によれば，「意図された行動と実際に起こった行動との間の衝突」である。彼の1例目は脳梁膝部後半と脳梁体部の離断手術の後一時，左手が意志に逆らって右手の逆の動きをするようになった。左右の手の逆の動きは同時に生じることも交互に生じることもある。例えば，右手で服を着ようとすると左手が同時にこれを脱がしてしまったり，右手でドアを開けようとすると左手が同時に押し閉めてしまう。また右手で靴下をはくと左手がこれを脱がし，再び右手がはかすということを反復する。この患者には左右手間の衝突以外に体の動きと意図との間の矛盾，例えば，立ち上がろうとすると座ろうとする逆の欲求が生じ，前に進もうとすると何ものかが後退させようとするような感覚が生じて立ち止まってしまうことがあった。2例目では脳梁離断術後，行動しようとすると逆の意図が生じて，結果として患者は動けなくなってしまう症状が発作的に生じた。彼は神経症や精神病にも言及しながら，1例目では脳梁を切断したことにより二つの半球が独立し

て働くため，2例目ではてんかん発作の一部というように解釈した。

Barbizetら[14]はMarchiafava-Bignami病で拮抗失行を示した例を報告し，離断症候群の一つと位置付け，両手を用いる動作，例えば両手を同期させた動作や両手を交互に動かす動作，を行わせた際に両手の運動が協調しないという現象を両手の協調運動障害（bimanual asynergia）と呼び，拮抗失行をこれの極端な表現型であると考えた。Bogen[15]は脳梁離断後一過性に一方の手が他の手とは逆の目的の動きをする異常行動を認めたとし，これを両手間抗争（intermanual conflict）と呼んでいる。Tanakaら[16]は拮抗失行を示す患者の詳細な行動観察から，拮抗失行を，両手間の運動目的が逆であるか否かには関わらず，一方の手の企図的な運動によって誘発されるもう一方の手の異常な運動としている。我々は拮抗失行をTanakaら[16]に従って，企図された右手の運動に触発されて左手が患者の意志に従わず，非協力的，著しいときには逆目的に動き始め（すなわち，左手の運動は右手と同じ範疇に属する運動），運動が中断するか反復して行為が完遂できない状態と定義する。

当然，左手の非協力的な動きは要素的感覚運動障害（錐体外路性不随意運動など）によるものや，強い本能性把握反応や運動保続のために両手の運動が協調しないものは拮抗失行に含めるべきではない。また，左手に（狭義の）「他人の手徴候」が出現したときや，右手に道具の強迫的使用が出現したときにも，もう一方の手はこれを抑制するように動くが，これをあえて拮抗失行と呼ぶ必要はないだろう。拮抗失行では両手動作の際の両手の協調運動も当然障害されるが，両手の協調運動障害のみの場合は拮抗失行と区別した方がよいと考えている。

拮抗失行には必ず左手の失行，失書，触覚性命名障害など脳梁離断症状を伴っているが，把握反射，本能性把握反応を伴った例の報告はない。拮抗失行は一側性観念運動失行とは区別されるが，左手の運動は逆目的ではあっても右手の運動と同じ範疇に属することから，左手の運動は意図とは無関係に開始されてしまった，一種の失行的錯行為として捉えることもできる。拮抗失行を呈した例に共通してみられる病巣は，脳梁膝部と脳梁体部前半であるが，前部帯状回の両側性損傷も確認されている例が多い。

⑤「他人の手徴候」(alien hand sign)

「他人の手徴候」という術語は，BrionとJedynak[17]が記載したsigne de la main étrangère（彼ら自身の英訳はstrange hand sign）のBogen[15]による英訳である。もともとの定義は，脳梁損傷の患者が視覚外で左手を右手でつかんだとき感覚障害がないのに自分の手と認知できないこととされ，触覚選択性の半側身体失認の一種と捉えられていた。Wilsonら[18]はてんかんの脳梁離断術について検討し，その中で亜急性症状として，左手が患者自身に属さないという感覚を持つことをあげstranger's hand signと呼んでいる。Levineら[19]は「他人の手徴候」の定義として，1）閉眼状態で一方の手が他方の手を自己に所属すると認識できないこと，2）一方の手の動きが自己の制御下にないという感覚を言葉で訴えること，3）手の人格化（personification），をあげた。この定義も認知面を強調したものだが，彼らの報告例はこの定義を満たしてはいるものの，左後頭葉−視床の梗塞例で左半身の強い感覚障害と失調を有しているのでBrionとJedynak[17]の定義からは外れている。

Bogen以後のほとんどの文献では，一方の手が自分の意志とは無関係に，あたかも他人の手のように，あるまとまっ

た運動をするという点が強調されるようになった。当初は意志に従わず，自己に所属しないと感じられるのは左手であったが，前述のGoldbergら[10]は右手が異常を示すものまで拡大した。これらに従えば，一方の手が意志による統制から外れ，もう一方の意志に従う手や言葉に表現された患者の意志との間に解離が生じた状態と定義できる。もちろん，一側の肢の自己非所属感は強い感覚運動障害や半側身体失認でもみられるので要素的感覚運動障害に因らないという条件が必要である。非所属感，不随意性が証明される必要はあるが，患者による言語化は作話的反応や合理化であって，患者の知的水準や性格にも依存し一定ではないので必須ではない。また，運動が意志に従わないということは失調や錐体外路性不随意運動の際にもみられる現象であるので，勝手に行動し始めるという点が強調されねばならない。我々は，「他人の手徴候」と報告された異常運動の内容を文献の記載に基づいて（著者の用語法から離れて）再検討し，1) 無目的で単純な運動，2) 拮抗失行，3) 道具の強迫的使用，4) 本能性把握反応，5) 運動保続に整理した[1]。BiranとChatterjee[20]も同様の問題を指摘し，逆目的になる両手間の矛盾した運動（intermanual conflict, diagonistic apraxia, agonistic apraxia），刺激に触発されたまたは保続的な他人の手のような動き（compulsive manipulation of tools, anarchic hand, magnetic apraxia），一方の手に対する主観的な反応（autocriticism, interhemispheric autocriticism, strange hand sign）に整理している。さらに，大脳皮質基底核変性症にみられるとされる「他人の手徴候」をも含む。この場合の多くは，高度の固有知覚障害に伴ってみられる偽性アテトーゼ，例えばpiano-playing fingerや，頭頂葉損傷時にみられる不随意に上肢が挙上する現象，いわゆるlevitationをも指しているようである。「他人の手徴候」

124 第Ⅱ章 行為と動作障害の症候学

【表1】前頭葉損傷および脳梁損傷にみられる運動・動作の障害の随伴症候と病巣

	把握反射	脳梁離断症候	前頭葉損傷	脳梁損傷
頬部顔面失行	−	−	左中心前回	−
左手の観念運動失行	±	＋	−	体部
左手の運動開始困難	±	＋	−	体部
運動維持困難	−	−	右運動前野	−
開眼失行	−	−	右運動前野	−
閉眼失行	−	−	右運動前野	−
歩行失行	＋	−	両側前頭葉内側面	−
運動無視	−	±	右帯状回・補足運動野	−
本能性把握反応	＋	−	対側帯状回・補足運動野	−
運動保続	＋	−	対側帯状回・補足運動野	−
道具の強迫的使用	＋	±	左側帯状回・補足運動野	膝部
拮抗失行	−	＋	両側帯状回	膝部・体部

は，誤った引用から始まって，キャッチーな表現であった
ことから拡散し，一方の手が動く意志に従わずにまるで他
人の手のように動くあるいは感じるという奇妙な現象の全
てに用いられるようになっている。従ってこのように意味
的に弛緩した「他人の手徴候」は用いるべきではなく，各々
の定義には若干の異論はあっても特徴的な症候であるので
各々そこに分類すべきであろう[1]。「他人の手徴候」は，脳
梁損傷に伴って，上記のいずれにも分類されない，多くは
左手にみられる意図しない非定型の運動に限定して使用す
べきであろう。

Ⅲ. 前頭葉や脳梁の損傷による 動作の障害の解剖生理学的基盤

　表1に前頭葉損傷および脳梁損傷にみられる運動・動作
の障害の随伴症候と病巣をまとめる。把握反射は前頭葉内

側面の損傷に伴って出現し，脳梁離断症候は脳梁損傷に伴ってみられる。

　前頭葉内側面背側に存在する補足運動野は腹側にある前部帯状回と密な相互の線維連絡を持ち，また一次運動野，前運動野，前頭前野と両側性に線維連絡があり，大脳辺縁系からの出力が運動領域に影響を与えるための主要な場所であると考えられている[21]。補足運動野を電気刺激すると随意運動が停止したり，反対側上肢の単純な運動や連続した運動が生じ，また一側の補足運動野を切除すると反対側の把握反応が出現したり，両手の協調運動が障害される。さらに，前部帯状回を電気刺激することで，興奮は反対側の前部帯状回および補足運動野にも拡大し，高度に統合された運動，ときに吸う，噛む，舐める，ものに触るといった原始行動が現われる[22]。前部帯状回は運動の動機と複雑な運動の協調に関与し，補足運動野は，外的・内的入力に従って確立されている運動のサブルーチンを制御していて，運動の開始と維持，運動の抑制，学習された運動のシークエンスの実行に関与している[23]。一方の手が勝手に行動し始め，その行動が抑制できず繰り返されるのは，前頭葉内側面の損傷により運動の制御機構に異常をきたし，意図とは無関係に運動のサブルーチンが開始実行されたものと考えることができる。前頭葉内側面の損傷により運動の抑制機構に異常が生じ，原始的な把握現象と，その延長として，右手であれば行為に関する運動記憶心像の発露，すなわち道具の強迫的使用，左手であれば自己把握に類した不定型の運動，が出現すると考えられる。本能的把握反応や道具の強迫的使用では触覚・視覚刺激，運動保続では意図的に開始された運動，拮抗失行では右手の運動が引き金となる。一方，運動無視では運動の開始機構に異常をきたしている。

　左右手の解離性運動抑制障害には，前頭葉損傷に加え脳

梁損傷の関与も重視されている。左右手の解離性運動抑制
障害はしばしば把握反射と左手の観念運動失行や失書など
の脳梁離断症状を伴うが，把握反射は前頭葉内側面（補足
運動野）の損傷，脳梁離断症状は脳梁体部の損傷と関連し
ている。脳梁離断の際，異常運動が現れるのは一部の例に
すぎず，しかも起こっても一過性である。またヒトの補足
運動野の切除では一過性の反対側の無動や運動無視が観察
されているが，異常運動はみられていない。前部帯状回お
よび補足運動野は脳梁膝部および脳梁体部前半を介して両
側性に交互に，あるいは他の領域と強く結びついている。
従って，脳梁損傷だけのときは健常な同側の抑制機構に
よって制御されるため異常運動は生じず，また一側のみの
前頭葉の損傷では健常な他側によって代償されることが予
想される。前頭葉損傷と脳梁損傷が組み合わさったときに，
両側からの制御が不能状態になり運動・行為の抑制異常が
出現するのではないかと考えられる。

文　献

1) 森　悦朗, 山鳥　重：前頭葉と行為障害. 神経研究の進歩, 37：
127-138, 1993.

2) 森　悦朗：前頭葉の神経心理学と行動神経学. 神経研究の進歩,
49：608-617, 2005.

3) Fisher M：Left hemiplegia and motor impresistence. J Nerv
Ment Dis, 123：201-218, 1956.

4) 山鳥　重：神経心理学入門. 医学書院, 東京, pp.133-137, 1985.

5) Laplane D, Degos JD：Motor neglect. J Neurol Neurosurg
Psychiatry, 46：152-158, 1983.

6) Seyffarth H, Denny-Brown D：The grasp reflex and the instinctive
grasp reaction. Brain, 71：109-183, 1948.

7) Schuster P, Casper J：Zwangsgreifen und Stirnhirn. Z Ges Neurol
Psychiat, 129：739-792, 1930.

8) Gelmers HJ：Non-paralytic motor disturbances and speech

disorders : the role of the supplementary motor area. J Neurol Neurosurg Psychiatry, 46 : 1052-1064, 1983.

9) 森 悦朗, 山鳥 重：左前頭葉損傷による病的現象—道具の強迫的使用と病的把握現象との関連について—. 臨床神経, 22 : 329-335, 1982.

10) Goldberg G, Mayer NH, Toglia JU : Medial frontal cortex infarction and the alien hand sign. Arch Neurol, 38 : 683-686, 1981.

11) Lhermitte F : 'Utilization behaviour' and its relation to lesions of the frontal lobes. Brain, 106 : 237-255, 1983.

12) 山鳥 重, 森 悦朗：神経心理学よりみる「運動発現」の構造. 生体の科学, 40 : 66-72, 1989.

13) Akelaitis AJ : Studies on the corpus callosum. IV. Diagonistic dyspraxia in epileptics following partial and complete section of the corpus callosum. Am J Psychiatry, 101 : 594-599, 1944-1945.

14) Barbizet J, Degos JD, Lejeune A, et al. : Syndrome de dysconnection inter-hémisphérique avec dyspraxie diagonistique au cours d'une maladie de Marchiafava-Bignami. Rev Neurol, 134 : 781-789, 1978.

15) Bogen JE : The callosal syndrome. In : Clinical Neuropsychology (Heilman KM, Valenstein E, eds). Oxford University Press, New York, pp.308-359, 1985.

16) Tanaka Y, Iwasa H, Yoshida M : Diagonistic dyspraxia : Case report and movement-related potentials. Neurology, 40 : 657-661, 1990.

17) Brion S, Jedynak CP : Troubles du transfert interhémisphérique (callosal disconnection). A propos de trois observations de tumeurs du corps calleux. Le signe de la main étrangère. Rev Neurol, 126 : 257-266, 1972.

18) Wilson DH, Reeves A, Gazzaniga M, et al. : Cerebral commissurotomy for control of intractable seizures. Neurology, 27 : 708-715, 1977.

19) Levine DN, Rinn WE : Opticosensory ataxia and alien hand syndrome after posterior cerebral artery territory infarction. Neurology, 36 : 1094-1097, 1986.

20) Biran I, Chatterjee A : Alien Hand Syndrome. Arch Neurol, 61 :

292-294, 2004.

21) Goldberg G : Supplementary motor area structure and function : Review and hypothesis. Behav Brain Sci, 8 : 567-588, 1985.

22) Talairach J, Bancaud J, Geier S, et al. : The cingulate gyrus and human behavior. Electroencephalogr Clin Neurophysiol, 34 : 45-52, 1973.

23) Marsden CD : The mysterious motor function of the basal ganglia : The Robert Wartenberg lecture. Neurology, 32 : 514-539, 1982.

第Ⅱ章 行為と動作障害の症候学

Alien hand syndrome (sign)

北海道医療大学リハビリテーション科学部言語聴覚療法学科　中川 賀嗣

> **臨床に役立つ ワンポイント・アドバイス**
> One-point Advice
>
> Alien hand syndrome（sign）すなわち「他人の手」は，神経疾患の診療に関わる臨床家が時に遭遇する大脳症候名である。「他人の手」は，前方型（あるいは運動性）と後方型（あるいは感覚性）に区分される。さらに前方型には2つの亜型がある。1つは，脳梁損傷により左手に生じ，脳梁性の「他人の手」とも称されるが，これは従来の拮抗失行に相当する。もう1つは，左前頭葉内側面と脳梁損傷により右手に生じ，前頭葉性の「他人の手」とも称されるが，従来の道具の強迫的使用に相当する。したがって右手には把握反射や本能性把握を伴う。後方型は，後大脳動脈領域や頭頂葉領域の損傷で一側肢に生じ，次の2つの運動障害のうち，いずれかのパターンを示す。すなわち失調様の運動障害，あるいはlevitation（空中浮揚：上肢の無目的な挙上・外転，不自然な姿位）のいずれかである。後方型の「他人の手」と鑑別すべき症候として，鏡像動作（模倣性連合運動），偽性アテトーゼ，ジストニア，バリスムス等がある。

はじめに

『「他人の手症候群（alien hand syndrome）」,「他人の手徴候（alien hand sign）」,「他人の肢現象（alien limb phenomenon）」あるいは単に「他人の手」』[1]（以下「他人の手」）は，高次脳機能障害に携わる臨床家のみでなく，広く神経疾患の診療に関わる臨床家が時に遭遇する大脳症候名である。広く用いられているがその概念には不明確な要素が多分に

あり，混乱をきたしている。本稿では「他人の手」をめぐるこうした混乱を整理してみたい。

Ⅰ.「他人の手」と表現されうる３つの視点と，用語上の混乱

「他人の手」という用語が示す概念は，Bogen[1] の語用によるものであり，動作・運動面の異常をさしていた。すなわち一側肢が，自身の意志から離れて勝手に動く，あるいは意志から離れてじっとしたまま動かない病態をさす（動作・運動の異常）。勝手に動くと判断するのが患者自身である場合と，その動作を観察している第３者である場合がある。ほとんどの文献では，本人，他者のいずれが判断者かは明示されていない。

しかし，「他人の手」は，英語では「alien hand」，「stranger's hand」であり，日本語でも英語でも字面のイメージから，Bogen[1] の提起した動作・運動面の障害ではなく，感覚や認知に関連した障害により"「他人の手」のように思える"という事態にも使用されることがあり，混乱の種になっている。

このような感覚や認知に関連した障害として使用されている例として２つの場合がある。１つ目は動作時，静止時によらず，患肢の所属感覚等の喪失あるいは脳梁離断等による感覚情報の利用障害（感覚そのものは保たれていることになる）のために，症例自身が「自身の手」を「他人の手」であるかのように認識したり言及する事態である。この事態は，仏語圏で「他人の手」（Le signe de la main étrangère）と題して1972年に報告されていた[2]。しかしBogen[1] は，同じ「他人の手（alien hand）」という用語を用いて，動作・運動の異常による「他人の手」を提唱したの

である。これも混乱の一因となっている。

　2つ目は，症例自身が，（感覚の異常ではなく）病識（身体認識）の異常をきたし，その認識の誤りのために自身の一側肢を自身の手ではないと断じたり，逆にないはずの余剰肢が存在すると誤認する病態である（身体認識の異常）。筆者は，この要因を本稿でいう「他人の手」に含めないが，海外の臨床家によっては，この異常を含める者もいる[3]。さらにBogen[1]の用いた意味での「他人の手」の概念を示す用語として，way-ward hand[4]，anarchic hand[5]等もある。Way-ward handは左右の手が反対の動きをする症状だけでなく，他の異常も含めて用いられた用語であり[3]，またanarchic handは，alien handという用語はBrionとJedynak[2]が報告した意味に限定して用いるべきであるという立場から用いられた用語であるが，類似した用語が増えたことで，さらに混乱をきたしている。

　用語はいまだに混乱しているが，それでも「他人の手」の症候内容は，やや整理されてきた感がある。「他人の手」は，ややもすれば言葉の字面から浮かぶイメージに引っ張られがちになり，その結果，検者が第3者として観察している患肢の印象だけで判断してしまいそうになるが，「他人の手」の症候と合致するのかの確認作業（鑑別）がまず必要である。

Ⅱ. 「他人の手」という用語を使う意義はあるのか

　「他人の手」という概念が示す症候像は，時代によって異なっている。Feinbergら[6]は，1992年の時点で，それまで報告されていた「他人の手」を大きく2つに分類した。脳梁性の「他人の手」と，前頭葉性の「他人の手」である[6]。脳梁性の「他人の手」の中核症候は，脳梁損傷時に生じる

> ### ◆KeyWord
> **＊拮抗失行**
>
> 原則左手が，意思から
> 離れて勝手に動く異常
> 現象。本人の意思は右
> 手で表現され，右手で
> 左手を押え込もうとす
> る。脳梁損傷時にみら
> れる。

> ### ◆KeyWord
> **＊道具の強迫的使用**
>
> 原則右手が，意思から
> 離れて勝手に動き，時
> に道具を使用する異常
> 現象。右手には病的把
> 握現象を伴う。本人の
> 意思は左手で表現さ
> れ，左手で右手を押え
> 込もうとする。左前頭
> 葉内側面と脳梁がとも
> に損傷した際にみられ
> る。

「拮抗失行」である[6]。意思から離れて患肢が勝手に動き出し，物品に対して単純な操作をしたり，健肢の作業の邪魔をしたりする。原則左手に生じ，症例自身は意思通りに動く右手で，左手を追いかけ，最終的には徒手的に左手を押さえ込む（拮抗する）。そして前頭葉性の「他人の手」の中核症候は，左前頭葉内側面と脳梁が同時に損傷された時に，把握反射あるいは本能性把握とともに生じる「道具の強迫的使用」である[6]。意思から離れて患肢が勝手に動き出し，眼前にある物品や道具を勝手に操作・使用する。原則右手に生じ，症例自身は意思通りに動く左手で，右手を追いかけ，最終的には徒手的に右手を押さえ込む（拮抗する）。すなわち両者ともに左右手の動きには拮抗する場面がある。「拮抗失行」と，「道具の強迫的使用」は，左右肢の違いと，「道具の強迫的使用」では把握反射あるいは本能性把握がみられ，かつ道具の使用，物品操作というかなり複雑な目的動作を含みうる点では異なるが，どこまで共通項があるのか，あるいはどの点が異なるのか，十分整理できていないのが現状である。

当時，対象とされていた「他人の手」の中核症状が，この2つの異なる症候から構成されることは，今日の臨床家の間でもほぼコンセンサスが得られている。しかし「他人の手」の症状が，この2つの障害のみで説明できるのか，「拮抗失行」，「道具の強迫的使用」とは重ならない，プラスαの病態が存在するのかはいまだ決着はついていない。この2つの障害のみからなるのであれば，「他人の手」という総称的な用語を用いるよりも，両者を明確に区別した，「拮抗失行」，「道具の強迫的使用」という表現をそれぞれ用いる方が，誤解や混乱が生じにくく，好ましいと考えられる。逆に「拮抗失行」，「道具の強迫的使用」とは重ならないプラスアルファの症状，すなわち「拮抗失行」や，「道具の強

迫的使用」では説明できない症状が含まれるのであれば，「他人の手」という用語の存続の意義があるかもしれない。この「拮抗失行」や，「道具の強迫的使用」に含まれない「他人の手」独自の症状があるかどうかについて，次項で検討する。

　その後，この「拮抗失行」，「道具の強迫的使用」を中核症状とする「他人の手」の他に，あらたな「他人の手」が知られるようになった[7]。脳梁（前頭葉領域）も前頭葉も損傷されていないのに生じる，後方型（あるいは感覚性）の「他人の手」である。これを受けて先の「拮抗失行」や，「道具の強迫的使用」は，合わせて前方型（あるいは運動性）の「他人の手」と表現されることもある。すなわち「他人の手」は現在,脳梁性,前頭葉性（合わせて前方型ともいう）と，後方型の3つに大別されている。後方型（あるいは感覚性）の「他人の手」については次々項で検討する。

Ⅲ. 前方型（脳梁性，前頭葉性）あるいは運動性の「他人の手」―無目的な動作も出現するのか―

　意思から離れて勝手に動く現象が表れるのは，「拮抗失行」や「道具の強迫的使用」だけでなく，他に把握反射や本能性把握，筋トーヌスの異常により姿勢異常をきたすジストニア，不随意運動や，偽性アテトーゼ[8]等がある。これらは症候としてすでに確立されており，「他人の手」に含めることは不適切で，むしろ鑑別症候とみなしうる。これらの症候は，後方型の「他人の手」との鑑別が特に重要となるので，次項で再度触れることにする。

　「他人の手」の混乱の原因は,報告されている「他人の手」という動作あるいは運動障害が，どのような性質を持った症状かの記載や評価が十分でないことも影響している。動

作あるいは運動障害の場合，その現象を言語化することが難しいことにもよる。また左手が勝手に動くような場合に，右手の動きを評価するのに，左手の動きが右手を邪魔したままであれば，その影響により，右手の動きを適切に評価できないことも多い。そのため，検者が患肢である左手を抑えた状態で，右手の動きを評価することが必要になる場合もある。

　本邦の総説や教科書をみると，前方型の「他人の手」については原著論文よりもやや踏み込んだ記載がなされている場合がある。前田は，『「他人の手」徴候は，道具の強迫的使用現象，使用行動，模倣行為，環境依存症候群，拮抗失行などのいずれの症候にも当てはまらず，反対目的に動いたりして拮抗失行には類似しているものの，無目的で動きにはあまり意味がなく，病的把握現象の延長線上にある異常行動をさすものである』[9] としている。すなわち「他人の手」を『拮抗失行や道具の強迫的使用とは別（並列）症候』で，かつ『「無目的」な動作のみ，あるいは「無目的」な動作が含まれる』症候としていることになる。他にも拮抗失行や道具の強迫的使用と並列して「他人の手」を記載しているテキスト[10, 11] や，無目的な動きを呈するとするテキスト[10〜12] があり，日本神経学会による認知症疾患診療ガイドライン2017[13] でも，「他人の手」は，「自己の意思とは無関係に自己の左手が無目的に動くもの」とある。また森[14] は，無目的な運動（目的を持つ動作以外）のみをさして，狭義の「他人の手（徴候）」と呼んでいる。文献的には拮抗失行や道具の強迫的使用が，中核とされるものの，本邦では，これら以外に「無目的な運動」であることを，「他人の手」の1つの要件とする考えが存在することになる。欧米で，前方型の「他人の手」に「無目的な運動」を含めているのかどうかは，報告の記載（表現）からは判断できな

いうように思われる。

　さて，拮抗失行と道具の強迫的使用の症候を再度みてみると，こうした無目的な動作も，これらの障害に含める考え方[15]もあり，筆者もその一人である。拮抗失行例でも，拮抗するだけでなく，意思から離れて動かなくなる例，意思とは無関係に動く例[15〜17]があることが知られている。すなわち拮抗失行でも，症例間で症状にある程度のばらつきがある。道具の強迫的使用例でも，無目的な動きを伴った症例も報告されており，同じく症例ごとに症状にばらつきがあると思われる[18]。また，右手には道具の強迫的使用，左手には観念運動失行がみられたとする例が複数あり，一定のパターンとして症候が組み合わさることがある[19]。こうした個体間のばらつきと，ばらつく中でもみられる症状間の併存パターンが存在する事態は，症例ごとに損傷部位がほんの少し異なることで，出現する症状のスペクトラムが変化することを想定するとうまく説明できる[16]。ヒト以外の動物やヒトの機能画像を用いた研究では，前頭葉の内側面は厳密に区分され，各部位の機能やネットワークが検討されている。こうした機能分布と，我々が評価している臨床症例の病変部位の広がりを対比すると，臨床症例の病変は，機能分布と比較してはるかに粗大で広い。前頭葉内側面・脳梁領域は，実は複数の部位，複数の機能が密集する領域で，その領域の損傷時には，わずかな損傷部位の広がりの違いによって症状が異なるのかもしれない。拮抗失行や道具の強迫的使用は，症例ごとに症状が異なる臨床症候群かもしれない[16]。

　以上から「拮抗失行」や，「道具の強迫的使用」はそれぞれ症例ごとにバリエーションのある前頭葉内側面・脳梁症候群と捉えることができ，無目的な運動等の出現はその部分症状とみなすことができる可能性があると考える。今後

の検討が待たれる。

Ⅳ. 後方型（あるいは感覚性）の「他人の手」

　後方型と称される「他人の手」の中には，明らかに内容の異なる2つの運動障害が含まれている。1986年，Levine と Rinn は，右後大脳動脈閉塞による視床梗塞での視覚性失調と，体性感覚障害由来の失調とともに，左同名性半盲等の神経症候をきたし，それに基づいて左手に「他人の手」が生じたとする1例を報告した[7]。ポイントは3つある。「大脳後方領域の損傷（損傷部位）」により，「体性感覚障害由来の失調と視覚性失調等の神経症候が複合した（原因）」ことにより，「他人の手と表現しうる現象が生じた（結果）」という3点である。そして，その「他人の手」は，前方型の「他人の手」が，失行的すなわち目的の水準での"行為・動作"障害であるのに対し，失調的，すなわち"感覚障害"由来の運動障害である点で異なっている。全般を通しての記載では，「失調様であるが，運動自体は質的には正しい」とある。ただし首を締めるといった，目的のある動作なのか，無目的な動作なのかはっきりしない動作も記載されている。

　また Ay ら[20] は，右後大脳動脈閉塞による左手の「他人の手」を呈した1例を報告した。この例も Levine と Rinn[7] と同様に，本人の顔，首，肩を叩いたり，首を絞めたりする動作がみられている。彼らは，この「他人の手」を視覚性失調，体性感覚障害由来の失調に，さらに小脳性の失調も加わった，triple ataxia によるとした。その後も失調とともに「他人の手」がみられたとする同様の報告が多くある。

　「他人の手」として報告されている，もう1つの運動障害は，上肢の無目的な挙上・外転，不自然な姿位であり，

levitation（空中浮揚）とよばれている[21, 22]。Levitationは，血管障害以外にも皮質基底核症候群あるいは，皮質基底核変性症，進行性核上性麻痺[23]，クロイツフェルト・ヤコブ病[24]等で報告がある[21, 25, 26]。

> **◆ KeyWord**
> **＊ Levitation**
> 上肢の無目的な挙上・外転が生じ，不自然な姿位をとる，空中浮揚のこと。

　これら後方型の「他人の手」の症状については不明な点が非常に多い。「他人の手」の症状を明確にし，その発現機序を知る上で，最も大きな障壁は，症状に関する記載が不足していることのように思われる。

　失調と関連して生じるとされる症状については，例えば複数の失調症状が重合することで，「他人の手」のように意思から離れて勝手に動く事態が生じうるのかという疑問がある。また失調が原因であれば，異常運動は，無目的な運動の出現と推察されるが，記載の中には，首を絞める（choke her）といった表現もある。これが目的（意図）を持った動作の断片なのか，あるいは観察者が単純な運動を，そのように解釈し，言語化したのかは記載が少なく不明である。ただし，拮抗失行や道具の強迫的使用でみられるような，物品を把持するような，まとまった動作の記載はないことから，複雑な動作は含まれていないように推察されるが，やはり不明である。さらに失調であれば，自発的，積極的な異常運動が生起しているわけではないので，安静時（脱力時）には，積極的に動きだすことはないと推察されるが，こうしたことについての記載も不足しているように思われる。

　発現機序についても同様である。視覚性の失調には，両半球後方領域損傷時に，注視下での到達運動時に標的から手がずれるoptische Ataxieと，一側半球後方領域損傷時に，周辺視下での到達運動時に標的から手がずれるataxie optiqueが知られている。標的への手の到達動作には，標的と手の両方の情報が必要である。標的については

「標的の位置情報」，手については「手の軌道を維持するために自身の手状況を示す体性感覚情報」の2つの側面があるが，optische Ataxie と ataxie optique は，どちらも標的の位置情報が利用できない結果生じる障害と考えられている[27～29]。そのため視覚性の失調は使用手の軌道そのものには大きな影響を与えないと考えられる。これに対し，体性感覚障害が原因となる失調は，到達動作そのものの軌道形成に大きく関わる。したがって，その存在下での運動には，大きな軌道の乱れが生じると推察される。しかし失調で，患肢が意思から離れて勝手に動くという現象まで説明できるのかについては議論がほとんどなされていない。

　Hassan と Josephs は，後方型の「他人の手」と鑑別すべき症候として，鏡像動作，偽性アテトーゼ，ジストニア，バリスムス等を挙げており，後方型の「他人の手」と，「感覚と関連して2次的に生じる運動障害」，不随意運動等の既存の要素的な運動障害を区別している[25]。しかし多くの論文では，感覚障害による2次的な症候が，独立した症候としての「他人の手」と区別されていないため，Hassan と Josephs の基準に適合しないまま「他人の手」の用語が使用されている問題もある。本邦でも，体性感覚由来の失調なのか，本来の動作・運動障害としての「他人の手」なのか，鑑別が難しかった1例が報告されている[30]。

　Levitation（空中浮揚）についても同様の問題がある。まず levitation とはどのような状態をさすかの記載が少なく，levitation あり，とのみ記載されている場合もある。例えば levitation では，空中で静止する状態を含むかどうかの問題がある。症例の動きが一旦停止するという現象[31]の有無は，姿勢異常をきたす病態であり，筋トーヌスの安定する一定の姿位で静止するジストニアとの鑑別に重要な要素と考えられる。

筆者は，以前「他人の手」には含まれないが，「他人の手」の評価の際に注意すべき症候を呈した自検例を経験した[16,32]。この1例は，左頭頂葉の梗塞により右手に異常を示していた。把握反射，本能性把握，不随意運動は認めず，右手は意思から離れて動いているようで，無目的に動き，言語的な指示には従わなかった（指示は理解可能）。どちらかというと指示に逆らう（手を開くように指示すれば閉じる）傾向や，指示とは無関係に頭部近くへ挙上することもあった。本例の最大の特徴は，右手で物品や道具を把持するように指示しても把持しようとしないが，検者が半ば強制的に徒手にて把持させると，その後の道具の使用動作は，全く自然に行える点にあった。本例と類似した障害は，Denny-Brown[33]の記載にもある。Denny-Brown[33]の例でも，患肢は，検者の手の動きに対して回避的に動き（avoiding reaction），またlevitationがみられたとしている。そしてハサミや鉛筆をなかなか把持できないが，たまたま把持できれば使用できることが記されている。

本例やDenny-Brown[33]の例でみられた物品を把持する前の動作の，意思から離れて勝手に動く現象は，把持後の使用動作が円滑であることから失調で説明することができないと思われる（把持後の使用動作に失調症状はみられない）。筆者はこの病態のうち到達動作，把持動作の障害に注目して，この無目的な動きが出現する障害を，「到達・把持失行」と名付けた。「到達・把持失行」と名付けた自検例の症候や，Denny-Brownの症例の症候は，道具を把持するまでの様子だけを，単に観察していれば，誤って「他人の手」と判断される可能性がある。そのため，後方型の「他人の手」が疑われた場合には，こうした現象があることも含めて，評価する必要があると考える。

【表1】「他人の手」が疑われた際にチェックして記録しておくべき項目

A：「他人の手」の動きの内容の確認		
意思から離れて勝手に動く現象（動作障害として表現されるもので、勝手に動くという自覚がある）	なし	あり
Ⅰ 自発的積極的に動く		
1 合目的反応（目的を示すのに慣用表現がすでにある動作）（動作の内容記載）		
眼前に対象（＋）　　　　　　　　　　　　　　（　　　　　　　　）		
ア）道具の使用動作	□	□
イ）道具使用以外の物品操作といえる動作（把持等）	□	□
眼前に対象（−）　　　　　　　　　　　　　　（　　　　　　　　）		
ア）制止されているのに想像するだけで勝手に動きだす現象	□	□
イ）制止されているのに言語命令で動き出す現象	□	□
ウ）制止されているのに、一側性に模倣してしまう現象	□	□
2 1や3いずれとも決しがたい異常動作（場所「首を」動作「絞める」で規定できるような動作等）	□	□
3 無目的で言語的に表現することが困難な自律運動（無目的、非定型な動作）	□	□
ア）不随意運動、ジストニア等によるのか　　　　（　　　　　　　　）	□	□
イ）不随意運動、ジストニア等によるのかどうか不明なもの　（　　　　）	□	□
ウ）不随意運動、ジストニア等で説明できないもの　（　　　　　　　）	□	□
Ⅱ 特定の状況下でのみ生じる		
動作時、姿勢時に生じる無目的、非定型な動作（静止が困難な場合も含む）、さらに道具を強制的に把持させた後の使用動作は可能か等	□	□
その他（　　　　　　　　　　　　）	□	□
注：自己所属感がないという言及のみ、あるいは病態失認による言動は含めない		
B：随伴症状の確認		
随伴的症状	なし	あり
Ⅰ 病的把握、本能性把握　（右手・左手）	□	□
Ⅱ 麻痺　（右手・左手）	□	□
Ⅲ 感覚障害　（右手・左手）	□	□
Ⅳ 失調（視覚性も含めて）（右手・左手）	□	□
Ⅴ てんかん発作	□	□
C：患手と病巣部位の確認		
病変部位	なし	あり
Ⅰ 左前頭葉と脳梁	□	□
Ⅱ 脳梁、その他の病巣（　　　　　　　）	□	□
Ⅲ 後方領域（中心回領域、後頭葉領域、その他）	□	□
主な障害手	なし	あり
Ⅰ 右手	□	□
Ⅱ 左手	□	□
D：左右手の関係の確認		
左右手の関係	なし	あり
Ⅰ 健肢で患肢を抑止する現象があるか	□	□
Ⅱ 鏡像動作や模倣性連合運動があるか	□	□
Ⅲ 健側の動きに積極的に反する動きがあるのか、無関心なのか、協働するか		
1 協働する動作がある	□	□
2 積極的に反する動作がある（必要な筋弛緩ができない場合も含む）	□	□
3 必要な動きが生じない（対側肢と必ずしも関連が明らかでない場合もそれを記載）	□	□
4 無関心にして独自の運動がある	□	□
Ⅳ 一側肢の動作課題時に、対側肢が動かないように検者が徒手で押えることでの動作の改善		
1 健肢動作の改善	□	□
2 患肢動作の改善	□	□

結論

　「他人の手」という用語の存在意義は，前方型と後方型で異なると考えられる。前方型の「他人の手」の用語は，用いることで，むしろ混乱を招く可能性があり，できるだけ「拮抗失行」，「道具の強迫的使用」という用語を用いることが望ましいと考える。ただし「拮抗失行」，「道具の強迫的使用」自体の症状はいまだ十分に整理されているとはいえない状況にあり，今後の検討が必要であろう。また，後方型の「他人の手」についても，感覚の利用障害等を含む複数の病態が含まれている可能性やlevitationとされる現象にも，ジストニア（異常姿勢）等が含まれてしまう可能性がある。したがって，検者が観察者として，「他人の手」のような振舞いのみで「他人の手」と判断するのではなく，慎重に鑑別診断をした上で，その発現機序を検討する必要が現状では，あると考えられる。この整理作業ののちに，後方型の「他人の手」という用語，概念の要否が決まるのであろう。最後に「拮抗失行」，「道具の強迫的使用」，後方型の「他人の手」では，確定的な診断基準がないので便宜的にチェックし，記録しておくべき項目を表1に示した。

文　献

1) Bogen JE : The callosal syndromes. In : Clinical neuropsychology (Heilman KM, Valenstein EV, eds). Oxford University Press, New York, pp.308-359, 1979.

2) Brion S, Jedynak CP : Troubles du transfer interhemisphérique. A propos de trois observations de tumeurs du corps calleux. Le signe de la main étrangère. Rev Neurol, 126 : 257-266, 1972.

3) Aboitiz F, Carrasco X, Schröter C, et al. : The alien hand syndrome : classification of forms reported and discussion of a new condition. Neurol Sci, 24 : 252-257, 2003.

4) Goldberg G, Mayer NH, Toglia JU : Medial frontal cortex infarction and the alien hand sign. Arch Neurol, 38 : 683-686, 1981.

5) Della Sala S, Marchetti C, Spinnler H : Chapter 9. The anarchic hand : a fronto-mesial sign. In : Handbook of Neuropsychology (Boller F, Grafman J, eds). Vol.4, Elsevier, Amsterdom, pp.233-255, 1994.

6) Feinberg TE, Schindler RJ, Flanagan NG, et al. : Two alien hand syndromes. Neurology, 42 : 19-24, 1992.

7) Levine DN, Rinn WE : Opticosensory ataxia and alien hand syndrome after posterior cerebral artery territory infarction. Neurology, 36 : 1094-1097, 1986.

8) 田代邦雄：アテトーゼ. 日本内科学雑誌, 89 : 655-658, 2000.

9) 前田真治：他人の手徴候 alien hand sign. 総合リハ, 28 : 683-684, 2000.

10) 田川皓一：第20章 高次行為障害の評価. 神経心理学評価ハンドブック (田川皓一, 編). 西村書店, 新潟, pp.50-66, 2004.

11) 下村辰雄：第6章 神経心理学の局在診断. 神経心理学評価ハンドブック (田川皓一, 編). 西村書店, 新潟, pp.206-214, 2004.

12) 種村留美, 種村　純：失行症. よくわかる失語症と高次脳機能障害 (鹿島晴雄, 種村　純, 編). 永井書店, 大阪, pp.298-305, 2003.

13) 日本神経学会, 監修, 「認知症疾患診療ガイドライン」作成委員会, 編：認知症疾患診療ガイドライン2017. 医学書院, 東京, 2017.

14) 森　悦朗, 山鳥　重：Alien hand sign. 神経心理学 精神科MOOK 29 (鳥居方策, 編). 金原出版, 東京, pp.145-153, 1992.

15) 田中康文：拮抗失行およびその類縁症候. 神経進歩, 35 : 1015-1030, 1991.

16) 中川賀嗣：動作における「大脳内側面・底面 (眼窩面)」の役割. 神経心理学, 33 : 251-262, 2017.

17) 中川賀嗣：運動無視と関連症状. 神経心理学, 27 : 315-325, 2011.

18) 前田真治, 長澤　弘, 頼住孝二, ほか：「道具の強迫的使用」の症候とその特徴. 失語症研究, 11 : 187-194, 1991.

19) Kischka U, Ettlin TM, Lichtenstern L, et al. : Alien hand syndrome of the dominant hand and ideomotor apraxia of the

nondomonant hand. Eur Neurol, 36 : 39-42, 1996.

20) Ay H, Buonanno FS, Price BH, et al. : Sensory alien hand syndrome : case report and review of the literature. J Neurol Neurosurg Psychiatry, 65 : 366-369, 1998.

21) Fisher CM : Alien hand phenomena : a review with the addition of six personal cases. Can J Neurol Sci, 27 : 192-203, 2000.

22) 福井俊哉 : Alien handと呼ばれるさまざまな症候. 神経内科, 68 (suppl 5) : 331-340, 2008.

23) Oide T, Ohara S, Yazawa M, et al. : Progressive supranuclear palsy with asymmetric tau pathology presenting with unilateral limb dystonia. Acta Neuropathol, 104 : 209-214, 2002.

24) 鴨川賢二, 二宮怜子, 奥田真也, ほか : Arm levitationで発症した Creutzfeldt-Jakob病の1例. 臨床神経, 54 : 803-808, 2014.

25) Hassan A, Josephs KA : Alien hand Syndrome. Cur Neurol Neurosci Rep, 16 : 73, 2016. doi:10.1007/s11910-016-0676-z.

26) Sarva H, Deik A, Severt WL : Pathophysiology and treatment of alien hand syndrome. Tremor Other Hyperkinet Mov, 4 : 241, 2014. doi:10.7916/D8VX0F48.

27) 中川 賀嗣 : 失行と行為・動作障害の検査. 神経心理学, 30 : 116-124, 2014.

28) 小早川睦貴, 河村 満 : 視覚性運動失調 (ataxie optique) と Bálint 症候群. Clin Neurosci, 27 : 432-435, 2009.

29) 高橋伸佳, 河村 満 : 後大脳動脈閉塞症による上肢の到達運動障害. 臨床神経, 38 : 402-406, 1998.

30) 神林隆道, 内田雄大, 北國圭一, ほか : 他人の手徴候と感覚性運動失調との鑑別が難しかった右頭頂葉梗塞の1例. 臨床神経, 58 : 287-291, 2018.

31) 石原健司, 河村 満 : 皮質基底核変性症 (CBD) における行為障害. 神経心理学, 18 : 27-32, 2002.

32) 中川賀嗣, 大槻美佳, 舘澤吉晴, ほか : 新たな失行型? —到達・把持動作の選択的障害—. 高次脳機能研究, 30 : 176, 2010.

33) Denny-Brown D : The nature of apraxia. J Nerv Ment Dis, 126 : 9-32, 1958.

第Ⅱ章　行為と動作障害の症候学

5

運動無視と間欠性運動開始困難

北海道大学大学院保健科学研究院　**大槻　美佳**
北海道医療大学リハビリテーション科学部言語聴覚療法学科　**中川　賀嗣**

臨床に役立つ ワンポイント・アドバイス
One-point Advice

　運動無視は，①「患肢の不使用 / 低使用」，②「激励 / 指摘による改善」，③「状況の認識あるいは修正の問題」が中核となる症候である。「患肢の不使用 / 低使用」は，対象のある動作でも，対象のない動作でも出現し，また運動の開始時でも，途中からでも出現しうる。本症候は，日常の自然な動作の流れの中で出現し，一側の運動減少のために，両手が必要な動作を，健側のみを駆使して行い，やりにくくてもそのまま動作を続行する。強く意識させると改善することが本症候の特異的所見である。半側空間無視，体性感覚障害，運動消去，運動開始 / 維持困難とは独立した症候なので，鑑別する必要がある。病巣は様々な報告があるが，大脳の内側面構造と前頭葉，頭頂葉の関与が示唆されている。

　運動開始困難は，自動的には可能な運動が意図的には開始できない症候を指す。間欠性運動開始困難[1]は，一側肢にみられる特異な症候である。運動無視と逆で，命じられたり，意識すればするほど，かえって動かなくなる。既報告は全て，前大脳動脈領域の損傷で，病巣は前頭葉内側面および脳梁である。

はじめに：運動無視と運動開始困難

　行為・動作の障害をみる視点は，大きく3つにわけることができる。まずは，①行為・動作の時間軸上の適切さ，すなわち，開始，維持，終了などの過程が適切になされているかという視点である。これは，行為・動作そのものと

いうより，その「過程」遂行の障害と言える。次に，②空間的な適切さ，すなわち，場所・空間的に適切になされているかという視点である。意図した場所・位置からのズレなどが問題になる。そして，③内容の適切さ，すなわち，状況や目的に応じた適切なものであるかという視点である。古典的失行（観念運動性失行，観念性失行，肢節運動失行）は，主に②の視点（空間的な適切さ）と，③の視点（内容の適切さ）の問題として提起されてきた。一方，道具の強迫的使用，拮抗失行，alien hand sign（他人の手），運動無視あるいは運動開始困難などは，自らの意志に関わらず，行為・動作が開始してしまう，あるいは逆に開始できない，時間がかかる，止まってしまうなど，①の視点（行為・動作の時間軸上の適切さ）および③の視点（内容の適切さ）の問題に関わる障害と言える。これらは，その障害をどのようにみるか/切り取るかという視点によって，相互の位置付けが異なってくるという面があり，同じような病態を異なった角度でみて，別の症候として分類されている場合もある。本稿では，特に運動無視，運動開始困難と称される現象について，個々の症候と両者の関係を整理する。

> **KeyWord**
> ＊運動無視
> 患肢の不使用/低使用で提起された症候。激励/指摘による改善を特徴とする。

Ⅰ．運動無視

① 概念と定義，用語

運動無視（motor neglect）の概念は，1970年にCastaigneらの3例の記載に始まる[2]。その後，Laplaneらが，20例をまとめて報告し，1つの症候として提起された[3]。その症候は，「筋力の低下/異常，反射異常，感覚障害によらない，病巣と対側にある上（下）肢の低使用（underutilisation）」と定義されている。これには，「無視」という語が冠されてはいるが，半側空間無視がなくても生じる症候で

あり，それとは独立した症候と考えられている。また，こ
こで定義されている「低使用（underutilisation）」は，例え
ば，患肢の動きが，健肢の動きに比べて，明らかに少ない，
あるいはほとんど動かない状態を指す。Heilman ら[4] は，
類似の症候に，当初hypokinesiaという用語を用いていた。
彼らは，無視症候群の検討において，外界刺激に基づく動
作の障害をexo-evoked hypokinesiaと称し，一方，外界刺
激によらずに開始する動作の障害をendo-evoked hypoki-
nesiaと称した。前者のexo-evoked hypokinesiaが，運動
無視の概念に近いものと推察される。ただし，hypokinesia
は，神経学ではパーキンソン病などの錐体外路系の障害を
記載する場合に主に用いられている概念であり[5, 6]，これ
らの症候との異同が十分解明されていない現状では，大脳
損傷による症候は区別しておくほうが混乱がないと考えら
れる。Heilmanも，後に運動無視という表現を用いており，
今日，運動無視の用語で，広くコンセンサスが得られてい
る。

　運動無視は，脳卒中の急性期では12%にみられるとい
う報告[7] や，33%にみられるという報告[8] があり，報告者
によりばらつきがある。急性期で12%にみられたという
報告[7] では，慢性期では8%であったと記載されている。

> **◆ KeyWord**
>
> * **Hypokinesia**
> 運動減少。運動振幅の低下を指すが，運動の消失（無動：akine-sia），運動速度の低下（寡動：bradykinesia）などとともに主にパーキンソン症候による運動障害を表現する場合に用いられる。

② 症候

1) 症候の中核

　運動無視の症候として，LaplaneとDegos[3] の最初の論
考では，①患肢の自発的な不使用/低使用，②不自然な
placing reactionの低下（患肢の不自然な肢位に対する放置
など），③姿勢保持反応の欠如，④痛み刺激に対する逃避
反応の欠如，⑤目標到達動作におけるhypometria（過少測
定）などが挙げられていた。しかし，後の報告では，これ

らが全てそろっていたわけではなく，またこれら全てが「運動無視」の必須要件ではないことが指摘された[9, 10]。Laplane のグループも，後に「運動無視」患者に PET (positron emission tomography) 研究を適応するにあたって採用した診断の基準[11]では，上記の③〜⑤は削除し，①，②と，i) 患側上肢を振らない歩行，ii) 患側下肢の無動による歩行障害，iii) 激励による改善の5項目を採用している。

2) 診断の要件：最近の考え方

Fiorelli ら[11]は診断の手掛かりとして，上述の5つの事項を提起しているが，これはその内容から，3つの要件に集約できる。1つは，「患肢の不使用／低使用」という現象であり，①，i)，ii) の3項目がこの現象に含まれる。②は，体位や姿勢を変えた時に，患肢が適切に動かなかった結果として考えると，一部この現象が関与していると考えられる。2つ目は，「激励／指摘による改善」である。これは，iii) が該当する。3つ目は，②が示している「患肢の不使用／低使用」で説明できない部分である。すなわち，患肢が，不自然な肢位にあるのは，上述したように体位や姿勢の変換に伴って，適切に動かなかった結果ではあるが，それのみであれば，何等かの修正がなされるはずである。ところが，問題は不自然な肢位にあっても，その修正がなされないことである。これは，状況の認識あるいは修正に問題が生じていることを示唆する。従って，この「状況の認識あるいは修正の問題」も，運動無視の重要な要件となる。以下に，個々の要件について整理する。

a. 患肢の不使用／低使用

患肢の不使用／低使用が，行為・動作の過程でいつ出現するかに関しては，その動作開始時からすぐに生じること

もあれば,最初は両手を同じように使用していたのに,徐々に患肢の動作が減少してゆくこともある。前者の例では,手を洗おうとして,蛇口に両手を伸ばしたつもりだったのに,患肢が蛇口の下まで出ていなかったなどの記載がある[12]。後者の例では,折り紙で,最初は両手で協力しながら紙を折っていたが,次第に患肢の動きが減少し,最終的には健肢のみで折ることになっていたなどの報告がある[13]。

　また,どのような動作で出現するかについては,動作を選ばず,様々な動作で出現する。Fiorelliら[11]の診断基準にも述べられているが,拍手やビンの蓋をあける,ボタンの留め外しなどの両手動作で顕在化しやすいが,歩行などのように対象がない動作でも,患側の手の振りの減少などがみられる。これらは,いずれの場合でも,日常の流れの中で,自然な形で動作する場合に出てくることが特徴である。このことは,観念運動性失行（パントマイム失行）などが,日常の流れではみられず,検査室で命じられると出現することとは対照的である。

b. 激励/指摘による改善

　「激励/指摘」の目的は,低使用であることを認識させ,使用しなければならないと強く意識させることである。このことが,低使用に陥っていた患肢の動きを改善するのである。どの程度の「激励/指摘」が改善をもたらすかは,患者によって,あるいは重症度によって異なる。すなわち,強く激励し続けないと改善しない例もあれば,ひと言の指摘ですんなり改善する場合もある。中には,他人からの激励（指摘）ではなく,自らが途中で気づき,改善できる場合もある[13]。従って,「激励/指摘で改善する」という表現は,幅があることに留意する必要がある。

　この「激励/指摘」で,動作が正常域にまで改善することは,本症候の患肢の障害が,麻痺や失調,感覚障害など

によらないことの証拠として重要であるだけでなく，特異的な症候として，その障害メカニズムを考える上でも重要である。

c. 状況の認識あるいは修正の問題

患肢の「低使用」がある患者では，両手動作の場合に，現象として，非患肢の代償行為・動作がみられる。これは「健肢の多用」とも表現される[13]。もともと両手で協力しあって行う動作の場合，一側の動きが減る，あるいは消失すると，当然その動作は非常にやりにくくなる。その対策として，一般には低下している患肢の動きを再び取り戻すことが最も合理的であるはずなのだが，患者はその方法をとらず，健肢を何とか駆使しようとする。すなわち健肢は通常以上に多く動き，時には通常しないような肢位を取りながら，健肢のみでその動作を完遂しようとする。これは，健肢のみでなく，時には姿勢を一定方向に向けるなど，体幹部まで動員することもある[13]。この場合，患者は「やりにくさ」に特に気づいていないようにみえるが，「やりにくくないですか？」などと聞くと，「ええ，まぁ」と否定はしない返答をしたり，「そうですね」と肯定する返事をする場合もある。しかし，いずれの場合でも，自ら「やりにくい」と口述したり，そのような態度を示すこともない。このように，気づかない，あるいは気づいているかもしれないが「患肢は動かない」と誤認しているようにもみえ，適切な修正をしようとしない。これも，運動無視に付随してみられる重要な症候である。運動無視と病態失認（anosognosia）を比較した研究もあり[14]，運動無視の病態の1つとしてmotor awarenessの問題が指摘されている。

以上のように，「激励／指摘による改善」とともに，「状況の認識あるいは修正の問題」とそれに伴う非患肢の代償行為・動作は，他の症候にみられない特異な所見であり，

運動無視の診断や，障害メカニズムを考える上で大きな示唆を与える。

❸ 運動無視の鑑別診断

運動無視の症候の中核である一側肢の不使用/低使用は，それのみでは運動無視に特異的な現象ではない。すなわち，一側の動作・運動の減少は，感覚障害，半身無視，運動消去（motor extinction），運動維持困難（motor impersistence），運動開始困難などでもみられる。

感覚障害に関しては，サルの脊髄後根を切断した場合，患側である右手を使用しなかったという報告がある[15]。このサルは，痛み刺激の払いのけ動作もみられなかったとのことであるが，情動的な場面では右手を使用していたという。このように，感覚入力の脱出でも患肢の不使用/低使用は出現しうる。従って，体性感覚障害の有無は必ず確認しておく必要がある。

半身無視に関しては，山鳥[16]は，「体性感覚障害を伴う半身無視」と「体性感覚障害を伴わない半身無視」があるとしている。前者は，自己の身体半身についての一種の注意障害と位置付けられており，後者は「運動無視」と同義と位置付けられている。前者の症候は，患者は自発的に半身を使用しようとはせず，左手で行うべきことを右手で代用するなど，一見運動無視と類似する。ただし，「左手を挙げよ」と言われても，咄嗟に右手を挙げるなどの症候があること，体性感覚障害（位置覚障害）や触点定位の障害，両側同時刺激における患側の消去などが随伴症候としてあり，その点で運動無視と区別できる。

運動消去は，両側同時に運動を行った場合にのみ，一側の動きが低下する現象である[17]。これは，運動無視の軽症と解釈している立場もある[18]。

運動維持困難は，Fisher[19] によって命名された概念である。閉眼維持困難，挺舌維持困難，腕の伸展維持困難，視線維持困難などが典型的である。右半球損傷による報告が多い[16, 18] が，脳梁の関与が重要とする見解もある[20, 21]。運動無視の中で，徐々に患肢の運動が減少する場合に，この運動維持困難との鑑別が必要になる。現時点では，運動維持困難と運動無視の関係は明らかではないが，運動の開始，維持など全ての過程で，患肢の不使用/低使用がみられるか，または激励/指摘で改善するかが鑑別のポイントとなる。

④ 運動無視の障害メカニズム

従来，運動無視の障害メカニズムとして，様々な仮説が提起されているが，まだ十分なコンセンサスが得られていない状況である。運動無視の機序に関与する知見をいくつか紹介する。

Heilmanら[22] は，運動面の無視を intentional neglect と称していた。この中で，intentional neglect が akinesia を生じ，それには，「外界からの刺激に反応できない」exo-evoked akinesia と，「内的に動作を開始できない」endo-evoked akinesia があるとしている。このうち，前者の exo-evoked akinesia が運動無視に相当する。従って，運動無視では激励/指摘があると，内的な動機により endo-evoked な動作が駆動され，動作が改善すると説明されている。ただし，この endo-evoked な動作，exo-evoked な動作の機序や解剖学的基盤，患肢の状況の誤評価あるいは修正の問題などをどう説明するかは解決されていない。

Coulthardら[23] は，ユニークなプライミング課題を行い，運動無視の機序を考察している。通常，プライミング刺激とターゲット刺激が同一刺激である場合のほうが，ター

ゲット刺激に対する反応時間が短くなる現象が知られている。しかし，プライミング刺激とターゲット刺激の提示間隔が，100～200msであると，むしろ同一刺激の場合に，反応遅延（阻害）が生じる。この現象はnegative compatibility effectとして知られている。そこで，彼らは運動無視患者，運動無視のない右半球損傷患者，健常コントロール群に，右あるいは左方向の矢印をプライミング刺激として提示（23ms）したのち，ターゲット刺激として右あるいは左方向の矢印を提示し，その矢印の方向と同じ側のボタンを押すという課題を課した。その結果，運動無視患者のみが，右方向へのプライミング刺激の後，左方向へのターゲット刺激が提示された場合に，有意な遅延を示した。その逆の，左方向へのプライミング刺激の後，右方向へのターゲット刺激が提示された場合や，プライミング刺激とターゲット刺激が同じ方向の条件では，このような遅延は認めなかった。つまり，プライミング刺激として右方向の矢印が提示されると，患者は次には右手のボタンを押すと予想するので，左半球の運動プログラムが立ち上がると想定される。そして次は，ターゲットの左向きの矢印が提示されると左手のボタンを押さないといけないので，急遽右半球の運動プログラムを立ち上げないといけない状況になる。運動無視患者はこのようなパターンにおいてのみ反応遅延を認めたということである。この結果から，Coulthardら[23]は，プライミング刺激が右方向を示して，左半球の運動プログラムが立ち上がっている時に，そのプログラムが，右半球に迷入したために，negative compatibility effectが生じたのではないかと考察している。このように，運動無視を，右手の動作に抑制がかかった状態とする考え方は，他の研究からも支持されている。Garbariniら[24]は，両手で同時に異なる動作（例：右手で丸を描く一方で，左

手では線を描く）を，運動無視のある患者と，ない患者に
課したところ，運動無視のない患者は，健常人と同様に，
両手が一致して動く反応がみられたのに対し，運動無視患
者にはその反応がみられなかったことを報告している。一
般に，左右同じ動作をする場合には右半球は，左半球に
左手の動作の一部を委ねて，左半球が同じ運動プログラ
ムを両手に提供するようになることが機能画像の研究で
明らかになっている[25]。一方，両手が異なる動作をする場
合には，逆に，右半球が重要な役割を果たすことが知られ
ている[26]。このような左右半球の運動に果たす役割分担
は，前補足運動野による抑制機能で担われているとされて
いる[26]。運動無視患者では，この前補足運動野による抑
制機能がうまく働かないため，一側の運動プログラムを
抑制できないと推測されている[24]。また，Classenら[27]は
経頭蓋磁気刺激（transcranial magnetic stimulation：TMS）
を用いた研究で，皮質のsilent時間が延長していることか
ら，これはGABAの皮質間の抑制が過多になっていると
推測し，運動無視は一次運動野へ入る求心性の線維に問題
が生じて，抑制過多になっているために出現しているとの
考えを示している。このように，近年運動無視は，不適切
な抑制を受けているのではないかという仮説が多々提出さ
れている。しかし，これらの考え方は，左手の運動無視に
おける運動の不使用/低使用を説明できるが，一方で，状
況の認識あるいは修正の問題や非患肢の多用などの側面を
どう説明するかは未解決である。

❺ 運動無視の病巣

運動無視の病巣は，Castaigne[2]の最初の報告では，3例
中2例が左半球，1例が右半球であったが，Laplaneら[3]の
報告では，20例中右半球12例，左半球8例であった。急

性の脳卒中患者の検討[8]では74％が右半球病巣，Buxbaum
らの報告[7]では，全例が右半球病巣であった。以上より，
右半球損傷のほうが運動無視が出現しやすいことが示唆さ
れるが，左半球損傷でも出現しうると考えられる。

　半球内での病巣部位については，Castaigne[2]の3例のう
ち，2例は頭頂葉，1例は前頭葉であった。また，Laplane[3]
の報告20例の内訳は，右前頭葉病巣10例，右頭頂葉病巣
1例，右視床病巣1例，左前頭葉病巣5例，左側頭葉病巣
1例，左側頭～頭頂葉病巣1例，左頭頂葉病巣1例であっ
た。その他の報告でも，前頭葉[11, 12, 28]，頭頂葉[29]，内包前
脚[30]，内包後脚[31, 32]，内包と基底核[11, 28]，視床[28, 33]，尾
状核[17]など多岐にわたる部位が報告されている。

　しかし，MRIの構造画像以外の検討を加えると，内側面
構造が重要であることが示唆される。例えば，Manabeら[33]
の例は，左の視床出血ではあるが，脳血流シンチグラフィ
（single photon emission computed tomography：SPECT）
では左視床のみでなく，補足運動野や運動前野を含めた前
頭葉の低下がみられている。また，拡散テンソル画像
（diffusion tensor imaging：DTI）を用いたtractographyで
は，MRI画像では右内包後脚の病巣が認められたが，そ
の線維は補足運動野，視床後部などと結合していたことか
ら，それらの部位が，運動無視に関係する重要なネットワー
クを形成しているのではないかと考察されている[31]。統計
画像を用いた詳細な検討では，運動無視患者に共通する病
巣として，帯状回を通る線維束があり，すなわち，内側面
構造-辺縁系構造を結ぶ経路が重要であることが指摘され
ている[34]。この経路は，内側面構造が運動の開始に，辺縁
系構造が運動の動機付けに関わっていると推測されてい
る。また，磁気刺激の研究では，補足運動野と運動前野に，
繰り返しTMSを施行したところ，一過性の運動無視が生

じたという報告がある[27, 35]。

　また，近年，頭頂葉と運動の関係にも知見が得られている。Desmurgetら[36]は，頭頂葉と運動前野に電気刺激を与えた実験で，頭頂葉の下部領域に刺激を与えた場合に，実際の動きや筋電図上での変化は認めなかったにもかかわらず，被験者に「動きたい」という意図が生じたと報告している。さらに刺激強度を上げると，実際の運動は依然として生じていないにもかかわらず，被験者は「動いた」と口述したと報告している。このことは，頭頂葉が「動きたいという感覚」を生じることと関係があるのではないかと考察している。また，PETを用いた脳代謝の研究[28]では，検討した4例は，一次運動野・感覚野，基底核，小脳などは代謝が保たれていたが，下前頭回，前頭葉内側面，楔状回，上外側頭頂回，縁上回，角回，上側頭回，視床などで代謝が低下していたと報告されている。

　以上より，運動無視は，様々な部位の損傷で出現しうるが，その中でも補足運動野や帯状回などの内側面構造と，頭頂葉などが重要な役割を担っている可能性が示唆される。

Ⅱ．間欠性運動開始困難

① 概念と定義，用語

　運動開始困難（motor initiation difficulty）は，「自動的には可能な運動が意図的には開始できない状態」[16]と定義されている。主に，開眼，閉眼，あるいは歩行の開始困難などが報告されている。これらは，開眼失行，閉眼失行，歩行失行など，「失行」と冠して使用されていることがあるが，開閉眼や歩行のように，運動のバリエーションのない動作に失行の名を冠することは適切ではないとの指摘がある[16]。

ただし，これら以外の動作について，運動開始困難と称されている症候は，福井らの報告[1] が最初である。福井ら[1] は，右前大脳動脈瘤破裂によって，脳梁膝～体部前方および両側帯状回近傍の損傷を伴った症例で，左手に生じた運動障害を，間欠性運動開始困難と称した。これは，文字通り，間欠的に，運動の開始が障害される症候である。その後，類似症例の報告は散見されるが[37〜43]，本邦以外では見当たらない。これは，運動開始困難という視点が，hypokinesiaなどの大きな概念の中でみられているからかもしれないが，今後，考慮しなければならない事項である。

> ⊃ **KeyWord**
>
> ＊**間欠性運動開始困難**
> 自動的には可能な運動が意図的には開始できない症候。特に一側にみられるものを間欠性運動開始困難[1]という。

② 症候

間欠性運動開始困難は，あたかもスイッチが切れるように突然，運動の停止が起こり，その後の運動が開始できなくなることが中核になる。福井ら[1] は，具体的症候として，1つの動作から他の動作に移ろうとした時，左手で右側の対象をつかむように指示した時などに，左上肢が突然動かなくなる現象を挙げている。その後の報告で，共通する要件は，1）指示された場合に顕在化し，自発的な日常動作ではみられないか，みられても軽度であること，2）意識して努力しても，意識すればするほどかえって動かず，むしろ意識をそらしたほうが改善することなどである。福井ら[1] の症例では，hypokinesiaにみられるような，単純な反応時間の遅延は示さなかったことから，いわゆるhypokinesiaとは区別されている。

報告されている症例では，上記の1），2）の要件は全て満たしており，ほぼ均一な症例であることが推測される。ただし，大槻ら[37] の報告では，症状の発現には触覚刺激がトリガーになっていることが観察されており，他の症候と異なる面がある。このような触覚刺激がトリガーになる

ような亜型が存在するのか，症例の蓄積が望まれる。

❸ 運動開始困難の障害メカニズム

福井ら[1] は，意図に基づいた運動の開始・遂行，制御には，左半球の運動エングラムの伝達と，左右前頭葉間の連絡が不可欠であるが，脳梁離断により，左右半球の連絡が不十分になった上に，右前頭葉内側面損傷により，意図に沿った運動開始が障害されたのではないかと推察している。

大槻ら[37] は，運動開始困難は，開始−維持−終了といった運動の過程に関する症候の1つと位置付け，運動維持困難，運動の終了困難（保続）などと合わせて，前頭葉内側面が，スイッチのオン・オフを担っていて，それがうまく機能しなくなったことが原因ではないかと推察している。また，前頭葉内側面の障害によって出現する症候には，視覚や触覚などの入力が，発症の契機になっていることが多い。例えば，把握反射や本能性把握反応は，触覚刺激で起こり，道具の強迫的使用は，眼前に道具をみせるという視覚刺激で誘発される。サルでは体性感覚野や感覚連合野から補足運動野や帯状回へ直接の入力が知られており[44]，感覚入力と，内側面構造には密接な関係があることが示唆される。従って，触覚が，運動過程のオン・オフに関与する内側面に影響を与えた可能性が推測される。本例では，本来適切な運動を惹起するはずの触覚刺激が，前頭葉内側面と機能的に連絡障害あるいは誤連合をきたし，触覚情報が運動開始を阻害するトリガーになったと考察している。

宮本ら[41] は，前頭葉内側面が，内的動機付けに関連した情報処理を担う部位であることから，その内的動機に基づいた動作の開始ができなくなったものと考察している。

【表1】運動開始困難の既報告

報告		福井ら 1987	大槻ら 1996	Yokoyamaら 2000	橘ら 2003	高瀬ら 2004	宮本ら 2006	宮崎ら 2009	山田ら 2012
閉塞血管		右ACA	左ACA	右ACA+MCA	左ACA	左ACA	左ACA	左ACA	左ACA
出現手		左手	右手	左手	右手	右手	右手	右手	左手
誘発要因		−	触覚	−	−	−	−	−	−
合併症候	失語	−	TCM	−	TCM	TCM	TCM	TCM	TCM
	観念運動性失行	左手	左手	−	左手	−	−	左手	左手
	病的把握現象	−	右手	左手	右手	−	右手	右手	右手
	その他の合併症候	拮抗失行	−	AH、運動維持困難	−	舞踏運動	左LKA	拮抗失行	拮抗失行

ACA：前大脳動脈領域，MCA：中大脳動脈領域，TCM：超皮質性運動失語（補足運動野失語含む），AH：alien hand sign，LKA：肢節運動失行，—：なし

④ 運動開始困難の病巣

　主な報告を**表1**にまとめた。8例の報告のうち，6例は左前大脳動脈領域の梗塞で，右手に間欠性運動開始困難が出現している。いずれの症例も，前大脳動脈領域の梗塞を含み，前頭葉内側面構造と脳梁が重要であることが示唆される。

Ⅲ. 運動無視と間欠性運動開始困難

　運動無視と間欠性運動開始困難は，動作の過程における障害という点で共通するだけでなく，その症候が「運動の低下・消失」という視点でも共通する。ただし，症候出現の契機として，運動無視では，運動の開始・途中・終盤などのフェーズに関わらず，患肢の不使用/低使用が出現しうるのに対し，間欠性運動開始困難は，文字通り，運動の「開始」における障害として定義付けられている。しかし，間欠性運動開始困難は，運動の節目で断続的に出現しうるもので，何を運動の開始・運動の節目と考えるかは，客観的に厳密には規定しにくいかもしれない。両者で最も興味深いのは，逆とも言える現象があることである。1つは，

【表2】運動低下/消失をきたす症候

	運動無視	運動開始困難	
最初の報告	Castaigne ら（1970）	間欠性運動開始困難 福井ら（1987）	触覚誘発性運動開始困難 大槻ら（1996）
病巣	補足運動野，帯状回， 前頭葉，頭頂葉，その他 （内包，視床，基底核）	脳梁＋①右SMA or ②左ACA	脳梁＋左SMA
出現側	病巣と対側手	①左手，②右手	右手
出現の契機・場面	日常動作	ある運動から別の運動 へ移る時 or 左手で右 側のものをつかむ時	触覚刺激が手掌に 付与された後
症候	不使用/低使用	動作の開始困難	
強い意識の付与	改善	悪化	悪化
改善の契機	激励/指摘	別の事項へ意識の離反	
随伴症候	状況の認識/修正の問題	—	
simple reaction time test	正常		

SMA：補足運動野，ACA：前大脳動脈領域，—：なし

運動無視が，激励/指摘で改善する，すなわち患者が患肢の動作を強く意識することが改善につながるのに対し，間欠性運動開始困難は，患者が意識すればするほど開始できなくなってしまい，むしろ意識をそらすことで改善することである。強く意識することは，内的な駆動を強化することであり，運動無視ではそれが動作改善に働き，間欠性運動開始困難では，逆に障害を助長する方向に働くと言える。これは，運動に関して「強い動機付け」が改善にも障害の助長にも関与する重要な役割を担っていることを示唆する。また，もう1つの逆とも言える現象は，運動無視（頭頂葉損傷）では，何かに触ると障害が消失したという報告[3]がある一方で，間欠性運動開始困難では逆に，何かに触ると障害が出現したという報告[37]があることである。これも，何かに触る，すなわち体性感覚が，運動無視では症状改善に働き，間欠性運動開始困難では，逆に障害を顕在化する契機になったということで，「体性感覚」の重要性が示唆される現象である。

運動低下/消失をきたす運動無視と，運動開始困難を**表2**にまとめた。病巣，出現側，いつ，どの動作に出現するのか，具体的にどのような症候か，そして強い意識の付与が改善に働くのか，悪化に働くのか，などの視点で見極めると，鑑別は難しくない。

文　献

1) 福井俊哉, 遠藤邦彦, 杉下守弘, ほか：失書を伴わない左手観念運動失行, 左手拮抗失行, 左手間欠性運動開始困難症を伴った脳梁損傷の1例. 臨床神経, 27：1073-1080, 1987.

2) Castaigne P, Laplane D, Degos JD：Trois cas de négligence motrice par lésion rétro-rolandique. Revue Neurologique, 122：233-242, 1970（秋元波留夫, 大橋博司, 杉下守弘, ほか, 編：運動無視. 神経心理学の源流 失行編・失認編. 創造出版, 東京, pp.215-225, 2002）.

3) Laplane D, Degos JD：Motor neglect. J Neurol Neurosurg Psychiatr, 46：152-158, 1983.

4) Heilman KM, Bowers D, Valenstein E, et al.：Hemispace and hemispatial neglect. In：Neurophysiological and Neuropsychological Aspect of Spatial Neglect（Jeannerod M, ed）. Elsivier, Amserdom, pp.115-150, 1987.

5) 田崎義昭, 斎藤佳雄, 坂井文彦：ベッドサイドの神経の診かた 改訂17版. 南山堂, 東京, p.183, 2010.

6) 水野美邦, 監修, 栗原照幸, 中野今治, 編：標準神経学 第2版. 医学書院, 東京, pp.185-186, 2012.

7) Buxbaum L, Ferraro MK, Veramonti T, et al.：Hemispatial neglect：Subtypes, neuroanatomy, and disability. Neurology, 62：749-756, 2004.

8) Siekierka-Kleiser EM, Kleiser R, Wohlschläger AM, et al.：Quantitative assessment of recovery from motor hemineglect in acute stroke patients. Cerebrovasc Dis, 21：307-314, 2006.

9) 鳥居方策, 小山善子, 伊藤治英, ほか：運動無視（négligence motrice, Casteigne）を呈した脳腫瘍の1例. 脳と神経, 24：1333-1339, 1972.

10) 岩田　誠, 浅野次義：運動無視 (négligence motrice). 神経進歩, 30：905-917, 1986.

11) Fiorelli M, Blin J, Bakchine S, et al. : PET studies of cortical diaschisis in patients wih motor hemi-negect. J Neurol Sci, 104：135-142, 1991.

12) Nakagawa Y, Tanabe H, Kazui H, et al. : Motor neglect following damage to the supplementary motor area. Neurocase, 4：55-63, 1998.

13) 中川賀嗣：運動無視と関連症状. 神経心理学, 27：315-325, 2011.

14) Garbarini F, Piedimonte A, Dotta M, et al. : Dissociation and similarities in motor intention and motor awareness : the case of anosognosia for hemiplegia and motor neglect. J Neurol Neurosurg Psychiatry, 84：416-419, 2013.

15) Mott FW, Sherrington CS : Ⅷ Experiments upon the influence of sensory nerves upon movement and nutrition of the lims. Preliminary comnication. Proc R Soc Lond, 57：481-488, 1985.

16) 山鳥　重：神経心理学入門. 医学書院, 東京, 1985.

17) Valenstein E, Heilman KM : Unilateral hypokinesia and motor extinction. Neurology, 31：445-448, 1981.

18) Kojović M, Bhatia KP : Bringing order to higher order motor disorders. J Neurol, 2018 [Equb ahead of print]. doi:10.1007/s00415-018-8974-9.

19) Fisher M : Left hemiplegia and motor impersistence. J Nerv Ment Dis, 123：201-218, 1956.

20) Seo SW, Jung K, You H, et al. : Dominant limb motor impersistence associated with callosal disconnection. Neurology, 68：862-864, 2007.

21) Kim HJ, Kim D, Won DH, et al. : Callosal motor impersistence : a novel disconnection syndrome. Cogn Behav Neurol, 30：68-72, 2017.

22) Heilman KM, Watson RT, Valenstein E : Neglect and related disorders. In : Clinical Neuropsychology. 4th ed (Heilman KM, Valenstein E, eds). Oxford University Press, New York, pp.296-346, 2003.

23) Coulthard E, Rudd A, Husain M : Motor neglect associated with

loss of action inhibition. J Neurol Neurosurg Psychiatry, 79 : 1401-1404, 2008.

24) Garbarini F, Turella L, Rabuffetti M, et al. : Bimanual non-congruent actions in motor neglect syndrome : a combined behavioral/fMRI study. Front Hum Neurosci, 9 : 541, 2015. doi:10.3389/fnhum.2015.00541.

25) Aramaki Y, Honda M, Sadato N : Suppression of the non-dominant motor cortex during bimanual symmetric finger movement ; a functional magnetic resonance imaging study. Neuroscience, 141 : 2147-2153, 2006.

26) Sadato N, Yonekura Y, Waki A, et al. : Role of the supplementary motor area and the right premotor cortex in the coordination of bimanual finger movements. J Neurosci, 17 : 9667-9674, 1997.

27) Classen J, Schnizler A, Binkofski F, et al. : The motor syndrome associated with exaggerated inhibition within the primary motor cortex of patients with hemiparetic. Brain, 120 : 605-619, 1997.

28) von Giesen HJ, Schlaug G, Steinmetz H, et al. : Cerebral network underlying unilateral motor neglect : evidence from positron emission tomography. J Neurol Sci, 125 : 29-38, 1994.

29) Triggs WJ, Gold M, Gerstle G, et al. : Motor neglect associated with a discrete parietal kesion. Neurology, 44 : 1164-1166, 1994.

30) de la Sayette V, Bouvard G, Eustache F, et al. : Infarct of the anterior limb of the right internal capsule causing left motor neglect : case report and cerebrl blood flow study. Cortex, 25 : 147-154, 1989.

31) Likitjaroen Y, Suwanwela NC, Mitchell AJ, et al. : Isolated motor neglect following infarction of the posterior limb of the right internal capsule : a case study with diffusion tensor imaging-based tractography. J Neurol, 259 : 100-105, 2012.

32) Decroix JP, Graveleau P, Masson M, et al. : Infarction in the territory of the anterior choroidal artery. A clinical and computerized tomographic study of 16 cases. Brain, 109 : 1071-1085, 1986.

33) Manabe Y, Kashihara K, Ota T, et al. : Motor neglect following left thalamic hemorrhage : a case report. J Neurol Sci, 171 : 69-

71, 1999.

34) Migliaccio R, Bouhali F, Rastelli F, et al. : Damaege to the medial motor system in stroke patients with motor neglect. Front Hum Neurosci, 8 : 408, 2014.

35) Ghacibeh GA, Shenker JI, Winter KH, et al. : Dissociation of neglect subtypes with transcortical magnetic stimulation. Neurology, 69 : 1122-1127, 2007.

36) Desmurget M, Reilly KT, Richard N, et al. : Movement intention after parietal cortex stimulation in humans. Science, 324 : 811-813, 2009.

37) 大槻美佳, 相馬芳明, 荒井元美, ほか : 右上肢に特異な運動開始困難を呈した左前大脳動脈領域梗塞の1例. 臨床神経, 36 : 1-6, 1996.

38) Yokoyama K, Hasegawa C, Kameyama M : Loss of left-sided volitional movements caused by a combined lesion of the corpus callosum and right hemisphere : 'initiation pseudohemiakinesia'. Eur Neurol, 44 : 86-89, 2000.

39) 橘　香織, 安藤志穂里, 鈴木匡子, ほか : 運動開始困難の一例—どんなときに動かないのか—. 臨床神経心理, 14 : 33-35, 2003.

40) 高瀬敬一郎, 三田　洋, 大田純夫, ほか : 左前大脳動脈の特発性解離性動脈瘤による脳梗塞で運動開始困難とともに舞踏運動を呈した1例. 神経内科, 61 : 454-458, 2004.

41) 宮本晴見, 沼田憲治, 村山尊司, ほか : 前頭葉内側部損傷後, 右上肢に間欠性運動開始困難を呈した症例. 脳科学とリハビリテーション, 6 : 53, 2006.

42) 宮崎晶子, 森　俊樹, 加藤元一郎 : 脳梁損傷および左前頭葉内側面損傷により左手の拮抗失行と右手の間欠性運動開始困難を呈した1例—認知リハビリテーション的アプローチの試み—. 認知リハビリテーション, 14 : 51-57, 2009.

43) 山田麻和, 松尾理恵, 瀬戸牧子, ほか : 口頭命令に対する左上肢の運動の困難さが目立った拮抗性失行を呈した一症例. 高次脳機能研究, 32 : 29-37, 2012.

44) 丹治　順, 虫明　元 : 大脳運動皮質 (運動野, 運動前野, 補足運動野) のはならき. 脳と神経, 45 : 617-626, 1993.

第Ⅲ章
行為と動作障害の
リハビリテーション

行為・動作障害の回復とリハビリテーション

第Ⅲ章

第Ⅲ章　行為と動作障害のリハビリテーション

行為・動作障害の回復とリハビリテーション

神戸大学生命・医学系保健学域リハビリテーション科学領域運動機能障害学分野　種村　留美

臨床に役立つ　ワンポイント・アドバイス
One-point Advice

　動作の学習は運動野と体性感覚野の密接な連携と頭頂連合野，小脳，さらには前頭葉のミラーニューロンが関係して成立する。動作の学習には表象化を伴い，意識，言語のプロセスが役割を果たす。失行症の評価においては，指示様式による成績差と質的エラーの分析に基づいて，動作の時間的・空間的体制化の障害である観念運動失行と道具使用に関する概念的知識の障害である観念失行とに分類する。失行症と鑑別すべき動作障害として前頭葉性動作障害およびAction Disorganization Syndrome（ADS）が挙げられる。それらの鑑別では，失行症が錯行為や動作の拙劣などの行為そのものの障害であるのに対し，前頭葉性動作障害では自動性の亢進，ADSでは行為ステップの誤りが出現する。観念失行の道具使用に関する概念的知識の障害に対して，道具の名称および用途を言語的に解説するとともに動作の誘導を行い，失行症状が改善した症例を報告した。特に，言語的説明のためにオノマトペを用いることが有効であった。また，日常生活機能への影響を調べるための評価項目を示した。

はじめに

　失行症のリハビリテーションに関する基本事項として動作学習のメカニズム，動作障害の性質に関する評価・分析，治療介入の考え方および日常生活への影響に関する知見を概説する。

✦KeyWord
＊前頭葉性動作障害
自動性が亢進した状態で，強制把握，模倣行動，使用行動，強迫的使用などがある。

I. 動作学習のメカニズム

　体性感覚の情報処理は次のように進む。一次体性感覚野には4つのバンドがあり，3a野が筋，3b野が触覚，1野が圧覚，2野が深部感覚に関する体性感覚野である。一次感覚野でも連合野に行く前に感覚の統合が行われる。頭頂連合野と5野で体性感覚野から連絡を受け，7野で視覚野からの連絡を受ける。5野で複数の関節位置の情報，例えば手をこすり合わせるときの情報，が統合され，身体の空間的な位置関係の理解が生じる。7野には複雑な視覚性応答をする神経細胞があり，例えば対象物の動的な立体位置関係を把握し，光刺激や動く刺激に反応する。これによって体性感覚情報と視覚情報は統合され，新たな空間情報を作り出す。2野における特徴抽出細胞は受動的に対象に触れたときに発火すると同時に，能動的に手を動かして対象を探り当てたときにも発火する。これはアクティブタッチと呼ばれ，体性感覚野と運動野の密接な連携を支えている。能動的な運動が能動的な知覚を生むことが示されている[1]。

　一次運動野と一次体性感覚野は近接しており，運動と体性感覚の情報統合をもたらしている。運動時の身体の変形と動きが体性感覚によってモニターされる。視床，3a野，3b野，1野，2野，二次感覚野および小脳から一次運動野へフィードバックが生じ，体性感覚により運動が制御される。小脳は系統発生的に新しく，運動のイメージ化，運動の計画，運動のパターン認識，イメージの心的操作，視覚的注意，視覚的な運動の認知，言語，思考に関与している（図1, 2）[2~4]。したがって小脳は思考，道具使用，コミュニケーションの諸活動に関係している。小脳病変に基づく高次脳機能障害として，小脳性認知情動症候群（Cerebellar Cognitive Affective Syndrome：CCAS）が知られている。

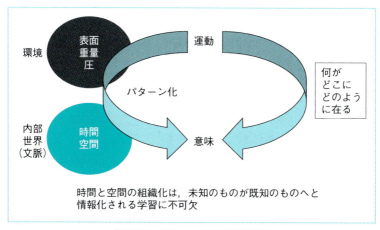

【図1】知覚システムの作動原理

(塚本芳久:運動の生物学 (2) 臨床家のための運動学入門. 協同医書出版社, 東京, pp.19, 2003より一部引用して改変)

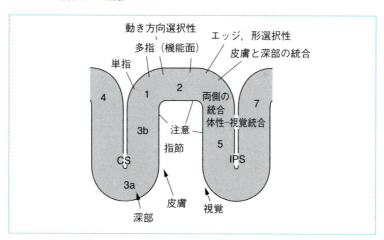

【図2】体性感覚野における各部の機能

(岩村吉晃:体性感覚の階層的処理と触知覚. 神経研究の進歩, 48:510-522, 2004 / Iwamura Y: Hierarchical somatosensory processing. Curr Opin Neurobiol, 8:522-528, 1998より引用して一部抜粋)

これは小脳-前頭前野-後頭頂葉-上側頭葉-辺縁系に及ぶ神経回路の調節に異常をきたす症候群で, ①遂行機能の障

害，②視空間障害，③情動障害・脱抑制・不適切な行動を特徴とする人格変化，④失文法・軽度の失語を含む言語障害を示す。以上のような多彩な障害の結果，CCASの臨床症状として様々な行動障害が出現する。「危険な行動を繰り返す」「何度も同じ失敗を繰り返す」「なにかにつけて細部に失敗が多い」「無計画，不注意，家族への八つ当たり，感情表現の不適切」が挙げられる。

体表面に重量，圧が加えられ，環境からの刺激を知覚するが，継時的な刺激に基づいて時間の知覚が成立し，刺激の同時布置に基づいて空間の知覚が成立する。生体が受け取る外部刺激の文脈により内部世界が構成される。外部刺激のパターン化が意味を生じさせる。サルの道具使用に関する研究（入来）において，頭頂間溝のbimodal neuronが記録され，サルが道具を使用する際に視覚受容野が道具に沿って延長することを示した。これは，道具使用が身体をシンボル化することを示している。Bimodal neuronとは，視覚と体性感覚の2つの感覚種に同時に応ずるニューロンである。また，多種感覚連合皮質などで複数の感覚種の統合が起こると，multimodal neuronと呼ぶ。

以上のような時間と空間の組織化は，未知のものが既知のものへと情報化される学習に不可欠である。学習は，意識が伴わなければ，また，未知のものと既知のものとの違いの文脈の理解がなされなければ，生じない。学習のプロセスには，常に意識のプロセスが伴う。学習の繰り返しにより，無意識化（学習の自動化）が生じ，例えばピアノ演奏のように，手続き記憶となる。したがって，リハビリテーションの過程で，学習と回復を進める上で，意識過程が活性化されていなければならない。

喜多は，表象的ジェスチャーは空間を使って様々な水準の表象を表すと述べている[5]。直示的ジェスチャーは身

体の一部をある方向に向ける，または場所に触れることで，方向，場所，事物を指し示す指さしなどのジェスチャーである。描写的ジェスチャーは身体の動きと対象との間の類似性について表現をするジェスチャーである。また別の分類として，映像的ジェスチャーは登場人物の視点や客体化などを示し，例えば，右手に持ったおもりで猫を表す。暗喩的ジェスチャーでは，抽象的な対象を空間化して表現し，例えば，夜が明けることを体で表現する。

　また，言語がジェスチャーに直接影響するとも述べている[5]。例えば，小鳥をつかまえようとする猫がひもにつかまってビルからビルへ飛び移るアニメーションを，日本人とアメリカ人に説明させたところ，英語ではswingという単語があるが，日本語にはそれに相当する単語がないため，日本人は猫の移動をジェスチャーで行った。表象的ジェスチャーは発話の生成過程から空間イメージの生成過程にフィードバックし，空間と発話のインターフェイスのメカニズムとなっている。また，表象的ジェスチャーは，言葉による表現可能性に影響を受けると同時に，言葉で表現されない空間的・運動的情報も含み，思考の言語化を促進する。ジェスチャーが抑制されると，発話の言い淀みが増える。指示対象と記号との距離が未分化な他の例として，オノマトペ（擬音語・擬態語）が挙げられる。ジェスチャーとオノマトペは同じ心的表象から生成される。「生のまま」のイメージを加工することにより，命題情報に翻訳したとき言語化が容易になる。

Ⅱ. 失行とその関連障害の評価

　山鳥[6]による失行の定義では，観念運動失行は物品を使用しない社会的慣習動作，パントマイムの障害である。観

念失行は単一物品の動作，複数物品の一続きの運動におい
て言語命令，模倣，物品使用，自然状況下でも障害を示す。
誤反応は観念運動失行，観念失行いずれでも拙劣，修正，
保続，錯行為，部分反応，無定型反応がみられ，無反応の
場合もある。巧緻性の障害では，動作が拙劣で，また運動
プログラミングが困難である。頭頂前野，後頭前頭，前部
脳梁病巣，側脳室近傍の前頭葉，大脳基底核，視床などに
病巣が認められる。また，観念失行では，いずれも左頭頂
葉後方病変がみられる。

運動についての言語命令は以下の経路と考えられる。
Wernicke野→左弓状束→左運動前野→左中心前回→右半
身，もしくは左運動前野→脳梁→右運動前野→右中心前回
→左半身である。観念失行は，道具使用における概念知識
の喪失（Ochipa）と考えられており，従来の意味記憶の障
害（De Renzi），使用の失認（Morlaas）の説と理論的につ
ながる。失行症例のエラーの特性を把握する上で，行為処
理モデル（Rothi）が有用である（図3）[7]。このモデルにお
いて概念システムにはtool（道具），すなわち機械的な有
利さを与えるものと，object（対象），すなわち行為を受け
取るものに関する知識が含まれている。

標準高次動作性検査（SPTA）は自動詞的動作，他動詞
的動作，構成的動作からなっている。①自動詞的動作では，
身体部位と動作の種類に応じて，顔面動作，上肢（片手）
習慣的動作，上肢（片手）手指構成模倣，上肢（両手）客体
のない動作，上肢（片手）連続的動作が含まれる。②他動
詞的動作では，身体部位と扱う物品の数に基づいて，物品
を使う顔面動作，上肢・物品を使う動作，上肢・系列的動
作，下肢・物品を使う動作に分かれる。③構成的動作では，
描画，積木テストなど視覚対象の形態を作成する課題であ
る。このほかに，身体部位，心理学的意味の有無，動作の

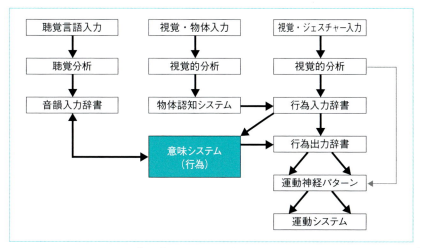

【図3】行為処理モデル（Rothi）

(Rothi LJG, Heilman KM eds : APRAXIA : The Neuropsychology of Action. Psychology Press, Hove, pp.29-49, 1997 より引用して改変)

方向性，単一性・系列性なども考慮する。

　次に誤反応の特性を把握する。次のように質的エラー分類を行う。正常（N），拙劣（CL），保続（PS），錯行為（PP），無定形反応（AM），無反応（NR），修正行為（CA），Body Parts as Object（BPO），Verbalizationがある。このほかにDe Renziは困惑，誤使用，位置の誤り，省略，系列的誤りを挙げている。また，ジェスチャーの障害として運動性錯行為，道具の使用障害で，意味性錯行為，位置の誤り，系列の誤りが認められる。

　SPTAの解釈にあたっては，指示様式による差を検討する。「口頭命令に従う」と「模倣」については，観念運動失行では「口頭命令」の方が困難であるが，観念失行では「模倣」も困難になることがある。「使用命令」と「動作命令」については，「動作命令」の方が動作内容に関する情報が与えられているために容易である。物品使用の有無による差

> **KeyWord**
> ＊質的エラー分析
> 失行症のエラーは，錯行為，toolとobjectのエラー，保続など質的に分析する。

については，観念運動失行では物品を使用する際には誤反応は生じず，物品を使用しないパントマイム課題で誤りが生じる。一方，観念失行では物品ありでも誤反応が出現する。質的誤りの分析は重要である。錯行為については，運動性錯行為，空間的，時間的な誤りは観念運動失行に出現し，一方，意味性錯行為は観念失行で出現する。上肢使用状況については，運動無視や使用行動など，失行と鑑別すべき動作障害において上肢の特異的な仕様・不使用行動を検討する。構成行為，物品使用行為，パントマイム，着衣行為などの動作の種類による成績差から構成，着衣などの特定の失行を同定する。最後に全検査を通じて指示様式の差の意味と動作障害の性質の検討を行う（**図3**）。

① 失行症例の評価結果の例示

症例は70代，男性，Aさん。脳梗塞により重度感覚失語を示し，ウェクスラー成人知能検査（WAIS-R）では言語性検査は失語症のために施行できず，PIQは60であった。ADL評価ではFIMが114/126で，入浴介助，理解および表出に得点の低下を認めた。Lawton IADLでは全項目0点であった。本人からの聴取では，質問に対して即座に反応した。限られた発話で，Yes-No応答し，表情や身振りで自分の不具合を訴えた。以下は訓練場面での作業療法士（OT）との会話記録である。

OT『手の具合が悪いところはありますか？』

A「そうだなぁ，こうなっちゃってるからさぁ」と宙を見つめる。

OT『左手は良いですか』

A「そうそう」

家族からは次のようなエピソードが聴取された。「ストローがコップに入っているのにストローから飲まずコップ

から飲む」，「ひげそりのスイッチが入れられない」，「靴下がうまくはけない。左手は利き手じゃないからうまく行かないのは当たり前だと思う」。

生活歴などについても家族から聴取した。前の仕事はボイラー技士で，仕事熱心でがんばりやであった。趣味や余暇の過ごし方では，スキー，スキューバーダイビング，定年後に社交ダンス，囲碁，退職後は池の掃除，映画鑑賞であった。好きなテレビは，クイズや教養番組で，妻が亡くなったあと自分でご飯を作っていた。性格の変化では，前より素直，優しくなった，泣き虫になった。以下，観察の例を挙げた。SPTAのろうそくを吹き消す課題では，口頭命令では，指で火をつまんで消した（錯行為）。検者が吹いて火を消すと，最初は口頭命令と同じく手で行おうとしたが，次第に発声を伴って吹き消した（verbalization）。エラーはあるが，検者の模倣を行おうと努力していた。櫛を使う課題では，櫛の把持がうまくなく，全て握りこんでしまった（錯行為）。また，櫛の先で口の周囲を触った（錯行為）。ADLのリモコン操作では，好きな番組はクイズ番組であったが，思うように，そのチャンネルボタンを押せなかった（toolとobjectの関係を誤る）。電源ボタンを繰り返し押していた。右手の動きは左手に同調した動きであった（mirror movement）。櫛を使う動作について，ADLでは，左手を用いて櫛で髪を丁寧に梳くことができた。そのときに右手で同調した動きが見られた（mirror movement）。右手に持ち替えると，対象である髪の毛ではなく，外空間で弧を描くように大きく動かした（toolとobjectの関係を誤る）。その際に「いやあ」と首をかしげ，うまく行っていないことを表現した。活動（ダンス）では，ラジカセ操作を担当OTが教えた。踊ってみると，足が動かないことを手で足を触りながら伝えた。どうやら，ターンのときに上手

く動かないようであった。

上記の観察，面接，評価結果，ADL観察結果から，本例のコミュニケーション能力は，感覚失語がありながらも，理解が得られたことや訴えはジェスチャーや限定された発話で表現されていた。また，エラー動作・行為の内容をまとめると，腕や手のフォームの不調，手中の道具と物品の位置関係・手のフォームの不調（複合），系列動作の順序の不調，口頭指示とは異なる動作，両手動作統合の不調，一側を使用しない，といった行動が観察された。

❷ 失行症と前頭葉性の動作障害との鑑別

鑑別すべき他の動作障害として，前頭葉性の動作障害，すなわち強制把握，模倣行動，使用行動，が挙げられる。前頭葉病変の動作障害は手の発達との関連性が指摘されている（図4）[8]。成人の前頭葉病変による基本的な片手の行為障害とより複雑な両手の行為障害を，小児の手の運動機能発達になぞらえて考えるとわかりやすい。

前頭葉性の動作障害と失行症との鑑別には，失行症が自動性・随意性の乖離を示すのに対し，前頭葉性の動作障害は自動性が亢進した状態である。前頭葉性の動作障害では被影響性行動の障害，すなわち自動性の亢進が認められ，その結果として使用行動，模倣行動，環境依存症候群が出現する。道具の使用行動では，目の前に置かれたものを右手で使用する。左手は反対動作をすることなく，右手と強調動作をする。道具の使用行動とAction Disorganization Syndrome（ADS）の違いとして，自動性の亢進では目的を誤る結果となる。道具の強迫的使用では，自己の位置とは関係なく，右手で眼前の道具を使用する。左手は抑止的な行為が見られる。意志とは無関係に右手の自動性が亢進している。失行症との違いが，錯行為，拙劣，無定型反応，

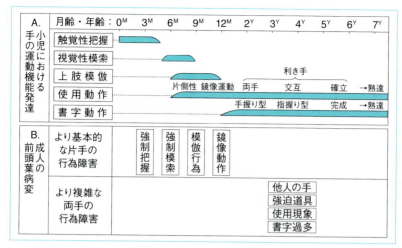

【図4】手の発達と前頭葉病変
(平山惠造：前頭葉病変と行為障害．神経心理学, 9：2-12, 1993より転載)

BPO，運動性錯行為，系列動作の誤りなどの行為そのものの障害なのか，行為そのものの誤りはなく，自動性の亢進や行為ステップの誤りなのか，がポイントになる。

近年の症候学的発展としてADSがある。前頭葉損傷によるADS[9)]では，概念失行と異なる点として，物品の認知は可能である。たくさんのステップの課題を遂行することが困難で，物品の使用が不適切（例：フォークでコーヒーを混ぜる），行動の構成要素が脱落，他の行動が混入，順序の誤り，一つのステップの反復などが出現する。Schwartzらの症例JKでは，道具をどのように使うかを示せなかった[9)]。行為の長期的知識の障害と考えられた。歯ブラシにひげそりクリームをつけて，歯を磨こうとする。また，カミソリで歯を磨こうとする。誤反応は省略，付加，物品の取り違えが中心であった。われわれの心の中にある行為の図式（図5）[10)]は次のように考えられる。コーヒー

> **KeyWord**
> *概念失行
> 特定の道具・器具・物品と結びついた行動を喚起できない。

を淹れる，というゴールに対する下位ゴールは砂糖を入れる，ミルクを入れる，豆をひくなどから構成される．行為の遂行の際に，①トップダウンの影響，②環境要因（砂糖ポットなのかパックなのか），③どのような順序で行うのか，④意図的行為に無関係な要因が関与する．また，競合的配列モデル（Humphreys）では，(1) ゴール・ユニットの内容は「お茶を淹れる」である．(2) 行動の基礎水準の表象は「①急須の蓋を取る→②茶筒から急須に茶葉を入れる→③ポットから急須に湯を入れる→④急須から湯呑みに

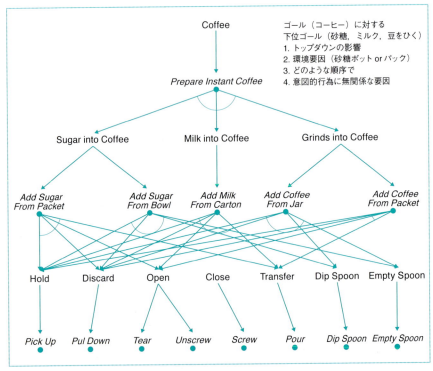

【図5】行為の図式

(Cooper R, Shallice T : Contention scheduling and the control of routine activities. Cogn Neuropsychol, 17 : 297-338, 2000 より引用)

茶を注ぐ」となる。(3) 物品の表象は刺激の視覚的・意味的特性によって活性化される物品の表象に対応しており，「急須，茶筒，ポット，湯呑み」である。このモデルで，(1) → (2) がトップダウン信号で，(3) → (2) はボトムアップ信号であり，各水準でユニットは相互に競合する。

観念失行とADSはどう違うかが，問題になる。概念失行[11] では，特定の道具・器具・物品と結びついた行動を喚起できない。①内容の誤り，②道具と道具の意味の結びつきの誤り，③道具がもたらす機械的利益についての意識がない，産生の誤り（空間的・時間的誤り）ではないなどが挙げられる。

Ⅲ. 失行の生活障害

失行症の動作障害は生活に及ぶため，生活機能への影響を詳細に評価する必要がある。

日常生活調査表（種村試案）を**表1**に示した。1日の生活時間と内容を記入する。

Ⅳ. 失行症への介入

Poiznerらは，失行2例（47歳：Broca失語，69歳：全失語）の3次元動作解析を行い[12]，エラータイプとして，①関節調節の誤り（運動軸の方向調節の障害），②時間的誤り（運動の開始の躊躇，運動の探索，模索），③時空間的誤りを分析した。さらにエラータイプごとの介入を行い，介入を行ったエラーは改善したという良好な結果を得ている。

以下に，失行症2例の介入例を述べる

第Ⅲ章　行為と動作障害のリハビリテーション

【表1】日常生活調査表（種村試案）

起床		就寝
		時間記入

- 起床後：更衣・洗面・口腔衛生・整髪・ひげそり・排泄・移動
- 食事：箸・摂食の順序・食器の扱い方・調味料の利用・服薬を評価
- 入浴：更衣・湯の調節・湯船の出入り・洗体・洗髪・湯の出し入れ・体を拭く・髪を乾かす
- 移動：室内移動・外出移動
- コミュニケーション：会話の方法・電話・機器の利用の有無・家族の援助の有無
- 交際：近所づきあい・親戚づきあい
- 仕事内容
- 家事：洗濯・炊事・掃除・買い物
- 育児, 余暇
- 屋内活動：テレビ, 新聞, めがねをかける, 爪を切る, お茶, 仏壇の線香を立てる, 電話をかける, 音楽を聞く, 宅急便を受け取る, 入れ歯, ガスのスイッチ, ゴミ出し, 冷蔵庫から食べ物を出す, 電子レンジを使うなど
- 屋外活動：お金を払う, 自動販売機, 電車, バス, 自転車, 郵便局, 銀行, ポスト, 病院で診察券を出す, 薬をもらうなど

❶ オノマトペを使った重度失行症例への介入

　対象者は70代，女性，右利きであった。画像では左頭頂葉皮質下，角回に病変が認められた。失行症状として，錯行為を示し，ブラシを口に入れた。無定形反応，保続などを示し，机をたたき続けた。介入では以下のように徐々に与える情報を減らしていく手がかり消失法で，4段階で進めた。ステップ1では, 動作命令＋動作誘導＋オノマトペ，例えば，歯ブラシ課題では「ゴシゴシ」とオノマトペを与えた。ステップ2では動作命令＋動作誘導，ステップ3では動作命令，すなわち「歯ブラシで歯を磨いてください」と指示した。ステップ4は使用命令で，「これを使ってください」と与えたところ，動作の改善が得られた。

❷ 概念失行例の道具の意味知識への介入

　本例では，道具の名称・用途を言語的・動作的に与える

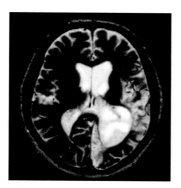

図6
左側頭葉底面〜側頭葉，側頭葉内側面，側頭棘，後頭葉内側面，左前頭葉一部，頭頂葉一部に高信号域。

【図6】失行介入例の画像所見

ことによって動作が改善した。本例のエラーの質から道具に関する知識の喪失が考えられた。すなわち，道具の意味知識が低下し，道具（tool）操作の誤り，対象（object）へのエラーが認められた。

本例の画像所見では，左側頭葉底面〜側頭葉，側頭葉内側面，側頭棘，後頭葉内側面，左前頭葉一部，頭頂葉一部に高信号域がみられた（図6）。日常生活道具の使用について，以下を1週間ベースライン期として評価した。

1）単一物品：
爪切り，きり，ホチキス，ふきん，ドライバー，缶切り，筆，穴あけパンチ，クリップ，ひげそり，洗濯ばさみ，紙ヤスリ，扇子，安全ピン，バンドエイド

2）二物品：
紙ヤスリと木，きりと木，布と洗濯ばさみ，缶切りと缶，ホチキスと紙，釘と金槌，鍵と錠前，はさみと紙，鋸と板，クリップと紙，定規と鉛筆，穴あけパンチと紙

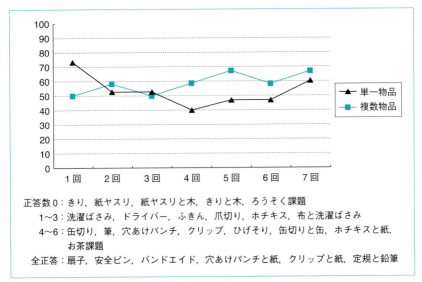

【図7】失行介入例の道具使用の評価結果

3) 複数物品：
 ①ろうそく課題；マッチ箱，ろうそく，ろうそく立て
 ②お茶課題；急須，湯呑み，ポット，茶筒

誤反応は標準高次脳機能検査に基づいてN, PS, PP, CA, AM, CL, NRなどを用いて評価した。

4) 結果：
道具使用のベースライン期は7回評価した。結果，正答数0は，きり，紙ヤスリ，紙ヤスリと木，きりと木，ろうそく課題であった。1～3は，洗濯ばさみ，ドライバー，ふきん，爪切り，ホチキス，布と洗濯ばさみであった。4～6は，缶切り，筆，穴あけパンチ，クリップ，ひげそり，缶切りと缶，ホチキスと紙，お茶課題であった。全正答は，扇子，安全ピン，バンドエイド，穴あけパンチと紙，クリッ

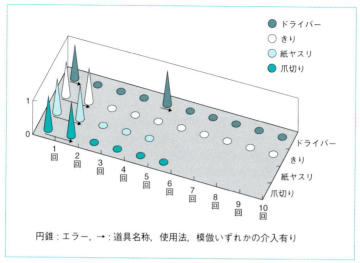

【図8】失行介入過程における成績の変化

プと紙,定規と鉛筆であった(図7)。エラーの内容としては,爪切りを外空間に向けて動かす,きりを右手で細かく小刻みに机をつく,などの錯行為やtoolとobjectのエラーなどが見られた。

　介入期においては,正答数0～1個の道具,きり,ドライバー,紙ヤスリ,爪切りの4種について,道具の名前,道具の使用法の説明,模倣を行い,道具の意味知識を与えた。次いで,「これを使ってください」という動作指示のみを与えて道具使用を行ってもらった,4種の道具の介入結果を図8に示す。円錐はエラーを表し,矢印は道具名称,使用法,模倣いずれかの介入有りを表している。爪切り,紙ヤスリ,きりは,介入3回目で使用可能となっている。本例に関しては,道具を見ても,道具に結び付いた動作を喚起できないが,道具の意味知識を与えることで改善する概念失行であると考えられた。

文　献

1) 塚本芳久：運動の生物学 臨床家のための運動学入門. 協同医書出版社, 東京, pp.17-70, 2001.

2) 塚本芳久：運動の生物学 (2) 臨床家のための運動学入門. 協同医書出版社, 東京, pp.1-46, 2003.

3) 岩村吉晃：体性感覚の階層的処理と触知覚. 神経研究の進歩, 48：510-522, 2004.

4) Iwamura Y : Hierarchical somatosensory processing. Curr Opin Neurobiol, 8：522-528, 1998.

5) 喜多壮太郎：ジェスチャー—考えるからだ. 身体とシステム (佐々木正人, 國吉康夫, 編). 金子書房, 東京, pp.52-65, 2002.

6) 山鳥　重：神経心理学入門. 医学書院, 東京, pp.136-156, 1985.

7) Rothi LJG, Heilman KM, eds : APRAXIA : The Neuropsychology of Action. Psychology Press, Hove, pp.29-49, 1997.

8) 平山惠造：前頭葉病変と行為障害. 神経心理学, 9：2-12, 1993.

9) Schwartz MF, Reed ES, Montgomery M, et al. : The quantitative description of action disorganisation after brain damage : A case study. Cogn Neuropsychol, 8：381-414, 1991.

10) Cooper R, Shallice T : Contention scheduling and the control of routine activities. Cogn Neuropsychol, 17：297-338, 2000.

11) Ochipa C, Rothi LJ, Heilman KM : Conceptual apraxia in Alzheimer's disease. Brain, 115：1061-1071, 1992.

12) Poizner H, Mack L, Verfaellie M, et al. : Three-dimensional computergraphic analysis of apraxia. Neural representations of learned movement. Brain, 113：85-101, 1990.

索　引

■英文索引

数字

5野 (PE) ······················· 40

A

Action Disinhibition Syndrome (ADIS)
·· 24

Action Disorganization Syndrome
(ADS) ····························· 21, 176

AIP ·· 37

anarchic hand ····················· 131

ataxie optique ················ 74, 137

B

Bálint症候群 ·························· 73

bimodal neuron ·············· 72, 170

body part as object (BPO) ··········· 95

body part as tool (BPT) ············· 95

Brion と Jedynak ····················· 131

D

De Renzi ····················· 89, 90, 98

Denny-Brown ························ 139

E

endo-evoked akinesia ·············· 152

endo-evoked hypokinesia ·········· 147

exo-evoked akinesia ·············· 152

exo-evoked hypokinesia ··········· 147

F

F2 ·· 42

F4 ·· 39

F5 ·· 37

Feinberg ······························· 131

G

GABA ······································ 154

Gibson ···································· 110

Goldenberg ···················· 97, 109

Graham ·································· 109

H

hAIP ·· 39

hand-centered ······················ 106

heterotopagnosia ··················· 45

hypokinesia ·························· 147

hypometria ·························· 147

I

intentional neglect················· 152

L

Le signe de la main étrangère ········· 130

levitation (空中浮揚) ······· 137, 138, 139

Liepmann ···························· 4, 87

LIP ·· 41

Lower face ····························· 57

M

Mingazzini下肢落下試験············· 58

Mingazzini手技···························· 58

Mingazzini上肢拳上試験················· 57

MIP·································· 40, 41	SLF-Ⅰ······························· 35
Morlaàs····························· 98	SLF-Ⅲ······························· 35
motor theory····················· 43	Stewart-Holmesはね返り現象··········· 63

N

negative compatibility effect············ 153

O

optic ataxia····················· 35, 42

optische Ataxie················ 73, 137

P

PE································· 41

PFG································ 37

PGm······························ 40

placing reaction ··················· 147

S

set-related activity ················· 42

T

Tessari···························· 97

tool-centered ···················· 106

toolとobjectのエラー················· 183

U

Upper face························· 57

V

V6A······························ 40, 41

VIP······························· 39

W

Wada····························· 109

way-ward hand ··················· 131

■和文索引

あ

アテトーゼ························· 60

アフォーダンス（affordance）····· 38, 110

い

一次運動野························· 168

一次感覚野························· 168

意図······························ 156

意味記憶··························· 88

意味記憶の障害····················· 172

意味経路··························· 97

意味性の錯行為····················· 102

う

腕の伸展維持困難··················· 152

運動（movement）················· 36

運動維持困難（motor impersistence）
························· 114, 151, 152

運動開始困難（motor initiation
difficulty）················ 115, 145, 156

運動形式··························· 8

運動減少··························· 145

運動失調性構音障害·················· 61

運動主体感························· 44

運動消去（motor extinction）··········· 151

運動性（あるいは空間性）の錯行為····95
運動前野·················113
運動の切り替え·············46
運動の修正················46
運動表象·················8
運動保続·················117
運動麻痺·················57
運動無視·············116, 145, 146

え

映像的ジェスチャー···········171
縁上回··················39

お

オノマトペ···············171
オン・オフ···············158

か

下位運動ニューロン···········59
外界中心座標··············41
開眼失行·············115, 156
外転神経·················54
概念性失行················11
下顎神経·················54
下肢Barré徴候·············58
下側頭葉·················39
片麻痺··················59
滑車神経·················54
下頭頂小葉················35
感覚障害········63, 94, 101, 151
眼球中心座標··············40
環境依存症候群·········134, 176
間欠性運動開始困難···94, 101, 157, 160
眼神経··················54

観念運動失行／観念運動性失行
·············8, 45, 88, 171
観念運動性失行（ideomotor apraxia：
IMA）関連システム·········16
観念失行／観念性失行········8, 88, 171
観念性失行（ideational apraxia：IA）関
連システム··············16
顔面神経·················54

き

偽性アテトーゼ··········129, 133, 138
拮抗失行······94, 101, 120, 132, 134, 135
客体ありの動作·············91
客体のない動作·············91
逆モデル·················38
嗅神経··················54
（狭義の）「他人の手徴候」········121
競合的配列モデル（Humphreys）·······178
強制把握·················176
鏡像動作·············129, 138
共同運動障害··············63
筋萎縮··················56
筋緊張（筋トーヌス）··········56

く

クロイツフェルト・ヤコブ病·········137

け

経頭蓋磁気刺激（transcranial magnetic
stimulation：TMS）········154
系列行為·················21
系列行為障害症候群···········21
激励··············145, 148, 149
激励による改善·············148

こ

言語命令······················· 92, 93
行為・動作システム（action control stream）··········· 14
行為（motor action）··········· 36
行為スキーマ················· 23, 31
行為のゴール····················· 29
行為の文脈······················· 29
行為抑制障害··················· 119
構成失行······················· 9, 81
構成障害···············81, 94, 101
構成的動作····················· 172
後大脳動脈····················· 136
コンパレーターモデル··········· 44
ゴールネグレクト················ 33

さ

させられ体験····················· 44
左右手の解離性運動抑制障害··········· 116
三叉神経························· 54

し

ジェスチャー····················· 90
視覚性運動失調··················· 73
視覚性失調····················· 136
視覚性注意障害··················· 73
視覚認知障害················· 94, 101
四肢麻痺························· 60
ジスキネジア····················· 61
ジストニア················129, 138
姿勢保持反応··················· 147
肢節運動失行·············· 8, 78, 89
肢節運動失行（limb kinetic apraxia：LKA）関連システム··········· 16

視線維持困難··················· 152
自他の帰属性····················· 44
失行························· 53, 88
失行症························· 35
失行性························· 44
実使用··············· 102, 104, 107
失象徴··························· 5
指摘·····················145, 148
指摘による改善··················· 149
自動詞的動作··················· 172
社会的慣習動作··················· 171
社会的コミュニケーションの障害······ 31
社会復帰························· 31
修正の問題····················· 150
手指姿位パターン················· 92
受容野························· 39
順モデル························· 38
上位運動ニューロン··············· 59
上顎神経························· 54
状況の認識···············148, 150
使用行為························· 46
使用行動··················134, 176
上肢Barré徴候··················· 57
上縦束（SLF）··················· 35
使用動作························· 99
上頭頂小葉··················· 35, 42
小脳性運動失調症················· 61
小脳性認知情動症候群··········· 168
使用の失行····················· 98
使用の失認····················· 172
使用の対象部位················· 104
使用法の健忘····················· 98

使用法の失認…………………… 98
触知失行…………………………… 79
触覚刺激………………………… 157
触覚誘発性運動開始困難…………… 160
進行性核上性麻痺………………… 137
信号動作…………………………… 92
振戦………………………………… 60
身体周辺空間 (ペリパーソナルスペース)………………………………… 39
身体中心座標……………………… 40
身体部位中心座標……………… 39, 40
深部感覚…………………………… 63

す

遂行機能障害……………………… 21
錐体外路徴候……………………… 60
錐体路徴候………………………… 57
随伴発射…………………………… 38

せ

精神性注視麻痺…………………… 73
精神麻痺…………………………… 5
脊髄後根………………………… 151
舌咽神経…………………………… 56
舌下神経…………………………… 56
拙劣症………………………… 94, 101
線維束性収縮……………………… 60
前大脳動脈領域の梗塞…………… 159
前頭前野の腹外側部 (VLPFC)……… 38
前頭葉性失行 (frontal apraxia)……… 22
前頭葉性の「他人の手」………… 131
前頭葉性の動作障害……………… 176
前頭葉損傷………………………… 30
前頭葉内側面・脳梁症候群………… 135

前部帯状回……………………… 119
前方型 (あるいは運動性) の「他人の手」
…………………………………… 133
前補足運動野 (F6)………………… 45

た

第5指徴候………………………… 57
体性感覚………………………… 160
体性感覚障害由来の失調………… 136
体性感覚障害を伴う半身無視…… 151
体性感覚障害を伴わない半身無視… 151
体性感覚野……………………… 168
他者の動作の認識………………… 43
多種感覚ニューロン……………… 39
他動詞的動作…………………… 172
他人の肢現象 (alien limb phenomenon)
…………………………………… 129
他人の手………………………… 129
他人の手症候群 (alien hand syndrome)
…………………………………… 129
他人の手徴候 (alien hand sign)
………………………… 46, 122, 129
単麻痺…………………………… 59

ち

着衣失行……………………… 9, 82
聴神経…………………………… 55
直示的ジェスチャー……………… 170
直接経路………………………… 97

つ

対麻痺…………………………… 60
強い動機付け…………………… 160

て

低使用………………… 145, 147, 148

ディストラクター················24
挺舌維持困難···············152
手くぼみ徴候···············57
デモンストレーション·········100, 107
デルマトーム···············64

と

動眼神経··················54
道具···················39, 99
道具の強迫的使用
············118, 132, 134, 135, 176
統合失調症················44
動作 (motor act)···········36
到達運動·················40
到達動作·················99
逃避反応·················147
頭部中心座標············40, 41
徒手筋力テスト (MMT)··········58

な

内側面構造················155
内側面構造-辺縁系構造··········155
内的動機·················158
内部モデル················38

に

二次障害·················33

の

脳神経··················53
脳腫瘍··················31
脳梁···················130, 132
脳梁膝部·················119
脳梁性の「他人の手」···········131
脳梁損傷·················96

脳梁離断·················158
脳梁離断症状··············122

は

把握反射··············116, 132, 133
背外側前頭前野 (DLPFC)·········45
背側-背側経路··············35
背側運動前野············35, 42
背側経路·················76
背側視覚経路··············35
把持運動·················38
把持後の使用動作············99
把持動作·················99
鼻指鼻試験················62
バリズム·················60
バリスムス···········60, 129, 138
半身無視·················151
パントマイム···············107
パントマイムの失行···········88
パントマイムの障害···········171
反発失行·················78
パーキンソン症候群···········59

ひ

皮質基底核症候群············137
皮質基底核変性症············137
左前頭葉·················32
左前頭葉内側面·············132
左手一側性················96
左半球頭頂葉··············102
表在感覚·················63
描写的ジェスチャー···········171
標準高次動作性検査···········172
表象的ジェスチャー···········171

病的把握現象 ······················ 134
ヒョレア ····························· 60

ふ

フィードバック ····················· 43
腹外側前頭前野（VLPFC） ············· 45
複合感覚 ···························· 63
副神経 ····························· 56
腹側–背側経路 ······················ 35
腹側運動前野 ························ 35
腹側経路 ···························· 76
腹側視覚経路 ························ 35
不使用 ··················· 145, 147, 148
不随意運動 ···················· 60, 133
物体中心座標 ························ 40
物品 ······························· 99

へ

閉眼維持困難 ························ 152
閉眼失行 ························ 115, 156
変換運動 ···························· 62

ほ

歩行失行 ························ 115, 156
歩行障害 ···························· 148
補足運動野 ···················· 35, 113
歩容 ······························· 59
本能性把握 ···················· 132, 133
本能性把握反応 ······················ 116

ま

麻痺 ·························· 94, 101

み

ミオクローヌス ······················ 60

右前頭葉 ···························· 25
ミラーニューロン ···················· 43

む

無意味動作 ···················· 90, 97
「無目的」な動作 ····················· 134

め

迷走神経 ···························· 56

も

網膜中心座標 ························ 40
模倣 ·························· 43, 97
模倣学習 ···························· 44
模倣行為 ···················· 46, 134
模倣行動 ···························· 176
模倣性連合運動 ······················ 129
模倣能力 ···························· 90
模倣命令 ···························· 92

ゆ

指鼻（耳）試験 ······················ 61

よ

抑制 ······························· 46
抑制障害 ···························· 32

り

力学的・機械学的な関係 ················ 99
力動性失行 ·························· 78
両眼視差 ···························· 37
利用行動 ···························· 119
両手間抗争 ·························· 121
両手の協調運動障害 ·················· 121

● 内容紹介 ●

神経心理学の中でも難解な「行為と動作の障害」に注目し，
各症候について様々な視点から解説した！

本書は，2017年12月に大宮で開催された日本高次脳機能障害学会学術総会サテライト・セミナーでの講演に，いくつかの項目を新たに追加しまとめられた。
実践的な評価法から，行為・動作障害の研究の歴史的変遷や臨床における混乱，今日の考え方まで網羅されている。
広く神経疾患の医療に関わる臨床家にとり，評価・研究の際に頼りになる一冊である。

© 2019　　　　　　　　　　　　　　第1版発行　2019年1月7日

行為と動作の障害

（定価はカバーに表示してあります）

一般社団法人 日本高次脳機能障害学会
教育・研修委員会 編

| 検 印 |
| 省 略 |

発行者　　　　林　　峰　子
発行所　　株式会社 新興医学出版社
〒113-0033 東京都文京区本郷6丁目26番8号
電話 03 (3816) 2853　　FAX 03 (3816) 2895

印刷　株式会社 藤美社　　　ISBN　978-4-88002-872-9　　　郵便振替　00120-8-191625

・本書の複製権・上映権・譲渡権・公衆送信権（送信可能化権を含む）は株式会社新興医学出版社が保有します。
・本書を無断で複製する行為（コピー、スキャン、デジタルデータ化など）は、著作権法上での限られた例外（「私的使用のための複製」など）を除き禁じられています。研究活動、診療を含み業務上使用する目的で上記の行為を行うことは大学、病院、企業などにおける内部的な利用であっても、私的使用には該当せず、違法です。また、私的使用のためであっても、代行業者等の第三者に依頼して上記の行為を行うことは違法となります。
・ JCOPY 〈出版者著作権管理機構 委託出版物〉
本書の無断複製は著作権法上での例外を除き禁じられています。複製される場合は、そのつど事前に、出版者著作権管理機構（電話 03-3513-6969、FAX 03-3513-6979、e-mail : info@jcopy.or.jp）の許諾を得てください。